La consultation philosophique

L'art d'éclairer l'existence

Groupe Eyrolles
61, bd Saint-Germain
75240 Paris Cedex 05

www.editions-eyrolles.com

Du même auteur, chez le même éditeur :
Manager avec la philo
Des philosophes pour bien vivre
Vivre libre avec les existentialistes

Chez le même éditeur :
Xavier Pavie, *L'apprentissage de soi*
Xavier Pavie, *La méditation philosophique*
Éric Hamraoui, *La philo sort de la bouche des enfants*

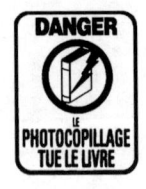

Le Code de la propriété intellectuelle du 1er juillet 1992 interdit en effet expressément la photocopie à usage collectif sans autorisation des ayants droit. Or, cette pratique s'est généralisée notamment dans l'enseignement, provoquant une baisse brutale des achats de livres, au point que la possibilité même pour les auteurs de créer des œuvres nouvelles et de les faire éditer correctement est aujourd'hui menacée. En application de la loi du 11 mars 1957, il est interdit de reproduire intégralement ou partiellement le présent ouvrage, sur quelque support que ce soit, sans autorisation de l'Éditeur ou du Centre Français d'Exploitation du Droit de copie, 20, rue des Grands-Augustins, 75006 Paris.

© Groupe Eyrolles, 2010
ISBN : 978-2-212-54711-5

Eugénie Vegleris

La consultation philosophique

L'art d'éclairer l'existence

EYROLLES

Je remercie tout particulièrement Stefano Maso, accompagnateur clairvoyant et amical de mon expérience de la *consulenza filosofica*.

Sommaire

Remerciement IV
Avant-propos 1

Première partie
Consultation philosophique et mondes de la vie 5
I. Consultation philosophique et mondes psy 7
II. Consultation philosophique et mondes personnels 33
III. Consultation philosophique et mondes de l'entreprise ... 67
IV. Consultation philosophique et mondes
  de la formation 103
V. Consultation philosophique et mondes associatifs 129
VI. Consultation philosophique et mondes de la santé 153

Deuxième partie
Enjeux et contextes d'un nouveau métier 177
I. Questions pratiques 179
II. Repères historiques 233
III. Le philosophe éclaireur : Karl Jaspers 253

Pour ne pas conclure 307

Annexes
Petit guide pratico-théorique 311

Bibliographie 325
Index des noms propres 335
Index des notions 339
Table des matières 343

V

Quiconque fait de la philosophie se met à la recherche des individus, écoute ce qu'ils disent, voit ce qu'ils font, et se laisse concerner par cette parole et par cette action, dans une volonté de partager le destin de l'humanité.

Karl Jaspers

Avant-propos

Cet essai est le fruit d'une expérience, celle du métier de consultant philosophe que j'exerce pleinement depuis dix-sept années. D'une part, je désire comprendre moi-même une pratique sur laquelle j'ai peu réfléchi, car mon attention était tout entière centrée sur les autres et sur l'éclairement que l'approche philosophique devait leur apporter. D'autre part, je souhaite transmettre ma *foi philosophique,* car j'ai pu vivre du métier de consultant philosophe grâce à ma confiance inébranlable en l'efficacité de l'esprit pour construire librement le sens de notre vie.

Tout le long de cet essai, je suivrai mon expérience, élaborée au fil du temps. Je partirai de mes consultations adressées aux particuliers. Ces consultations m'ont permis de conceptualiser la différence entre recours au consultant philosophe et recours au psy, quelle que soit l'école ou la technique à laquelle celui-ci se réfère. Je poursuivrai avec mes consultations individuelles auprès de professionnels ayant de fortes responsabilités. Ces consultations m'ont permis de conceptualiser la différence entre recours au coach et recours au consultant philosophe. Je poursuivrai avec mes interventions dans le cadre des organisations, entreprises publiques ou privées, associations, fondations. Ces interventions, tantôt faites auprès de groupes, tantôt consistant en des accompagnements individuels, m'ont permis de conceptualiser la différence entre, d'un côté la consultation philosophique, et de l'autre le consulting, la supervision, le coaching et les démarches inspirées du développement personnel.

Le résumé ou les extraits de certaines consultations, suivis d'une brève explication de ce qui s'est passé et de l'éclairement d'un philosophe, fourniront la matière pour tenter une définition de la consultation philosophique, et surtout, pour réfléchir sur la posture du consultant philosophe. C'est par cette posture que celui-ci affirme sa spécificité de philosophe dans son accompagnement des autres, dans son rapport à la culture philosophique, mais aussi dans sa relation à l'argent. Ma réflexion sur la consultation philosophique et sur la posture de celui qui la pratique tiendra compte à la fois de l'exigence de clarté, caractéristique de la démarche philosophique, et de la nécessité de vivre financièrement de l'activité professionnelle que l'on exerce.

Le choix de partir de mon expérience pour engager une réflexion personnelle sur le métier de consultant est étranger à toute prétention à la vérité. J'ai suivi en quelque sorte ma

Avant-propos

voie et c'est en marchant que j'ai appris à marcher. Chemin faisant, je me suis rendu compte qu'un philosophe m'aidait tout particulièrement à comprendre ce qui est en jeu dans le dialogue entre le consultant philosophe et son interlocuteur. Ce philosophe est Karl Jaspers.

Si Jaspers n'envisage même pas la possibilité d'un recours directement payant au philosophe, il ne cesse cependant de définir la philosophie comme *communication existentielle rationnelle*. S'il exerce la profession de professeur de philosophie à l'université, il s'applique parallèlement à rendre les grands philosophes accessibles au grand public. S'il ne cesse de méditer le lien de l'homme au mystère de l'être, il entreprend une radiographie de l'actualité sociale qui, à partir de la Seconde Guerre mondiale, se transforme en engagement pour la liberté.

Le métier de consultant philosophe ne saurait se référer à un fondateur. Il peut cependant choisir un philosophe pour éclaireur. La *philosophie de l'existence* que Karl Jaspers inaugure a pour mission d'*éclairer l'existence*. Cet éclairement rappelle à la philosophie, ainsi qu'à tous ceux qui d'une manière ou d'une autre l'exercent, que son véritable enjeu est d'apprendre aux hommes à vivre. Étudiante de Jaspers, puis amie ardente et correspondante abondante, Hannah Arendt n'hésite pas à affirmer qu'en attribuant à la philosophie la mission *d'éclairer l'existence*, Jaspers inaugure « une nouvelle pratique de la philosophie »[1].

Le métier de consultant philosophe s'inscrit dans le sillage de cette nouvelle pratique.

---

1. H. Arendt, *La philosophie de l'existence*, p. 136.

Première partie
Consultation philosophique et mondes de la vie

Ayant pour terrain la vie et pour objet les situations que les gens y vivent, individuellement et collectivement, la consultation philosophique a affaire aux divers mondes qui constituent l'univers de notre expérience vécue. Les contours de ces mondes sont actuellement dessinés par les possibilités de soin, de production, d'éducation, de culture et d'action qu'offre la société moderne occidentale.

L'organisation de ces mondes est aujourd'hui marquée par deux traits, à mes yeux, flagrants : la compulsion technicienne et l'individualisme égocentré. Le fait de plaquer une solution technique sur les questions d'ordre existentiel et pratique dispense le sujet pensant de la nécessité de réfléchir pour agir de manière adaptée à sa situation. Le fait de viser le bien-être personnel – ou à défaut, de combattre le mal-être de l'individu – dispense de la nécessité de réfléchir sur l'état d'une société qui produit certaines formes de violence.

Les divers mondes qui composent notre expérience vécue fonctionnent pour l'heure de manière séparée, préservant chacun son territoire et s'aventurant peu aux frontières. L'avantage du consultant philosophe est que, généraliste de l'humain et praticien de l'éclairement, il a, comme dit Montaigne, *les yeux partout*, il fait les liens, il parcourt les interfaces. Ce faisant, il crée des passerelles, ouvre des portes, tricote des relations, prépare aux voyages.

I. Consultation philosophique et mondes psy

Sur le point d'ouvrir à Strasbourg mon cabinet de philosophie, j'étais allée en informer un certain nombre de psychiatres et de psychanalystes. J'avais avec la psychiatrie et la psychanalyse des liens étroits. Mes études de philosophie comprenaient un certificat de psychologie clinique et j'avais fait par ailleurs un stage bénévole dans une clinique psychiatrique. Philosophiquement, ma fréquentation assidue et amicale de l'œuvre de Freud m'avait énormément éclairée.

Lorsque je me suis trouvée paralysée entre mon désir de quitter l'enseignement et la pression de mes proches pour y rester, j'ai été aidée par deux psychiatres, dont l'une était psychanalyste. Si celle-ci m'a vivement encouragée à suivre ma voie, presque tous les autres se sont montrés sceptiques ou poliment hostiles. Plusieurs d'entre eux m'ont posé la question suivante : « Mais comment allez-vous gérer le transfert ? » Comme je n'avais pas encore d'expérience, j'étais sans moyen pour vérifier mon intuition concernant le caractère déplacé de cette question.

Récits de consultations
La tristesse du deuil
Parmi mes premiers clients, j'ai accueilli une femme de soixante-cinq ans. Elle était veuve depuis deux ans et n'arrivait pas à se remettre de la mort d'un mari qu'elle « avait aimé ». Comme la souffrance était forte et persistante, elle était allée consulter un psychiatre psychanalyste – je ne me rappelle plus l'école dont il se réclamait – et, depuis un an, le revoyait régulièrement. Elle me livrait en vrac son étonnement : elle avait dépassé la « durée normale » de la souffrance du deuil – un an –, elle se sentait coupable de ne pas réussir à compenser le manque malgré la présence de ses enfants, elle était désemparée de ne pouvoir se concentrer sur une lecture ou une action, elle qui avait été une lectrice passionnée et une femme professionnellement occupée… Dans le vrac qu'elle apportait, il y avait également le regret de ne pas croire en Dieu ni en l'immortalité, le vertige face au vide de l'absence et l'effroi de ne plus pouvoir se souvenir du visage de son époux. Je lui demandai pourquoi elle s'adressait au philosophe. « Je n'ai rien à perdre », me répondit-elle.

Cette femme croyait donc avoir tout perdu. Je l'abordai à travers ses propres mots. Que signifiait la formule « durée normale du deuil » ? Que voulait dire chaque mot : « deuil », « normal », « durée » ? À la réflexion, et en évoquant ses souvenirs professionnels – elle avait été institutrice –, elle se rendit compte d'un contraste souvent constaté. Soutenus par elle, des élèves qui étaient en retard par rapport à la durée *moyenne* d'apprentissage parvenaient à un résultat très satisfaisant et finissaient par travailler plus vite. Je me servis du concept de *norme* en pensant simultanément à Georges Canguilhem et à Michel Foucault. La référence claire au premier nous permit de comprendre que chaque organisme, chaque personne, avait sa propre norme, c'est-à-dire son principe individuel d'équilibre, et que la norme était autre chose que la moyenne. La référence au second nous aida à repérer la pression normalisatrice exercée par une société donnée, et tout particulièrement la nôtre. Le détour par autre chose que son malheur a été porteur de soulagement.

« J'ai perdu aussi le goût de réfléchir », me dit-elle, au moment où elle commençait à prendre plaisir à le retrouver. « Pourtant, vous n'en avez pas perdu le pli », lui dis-je, pour souligner le fait qu'elle en était toujours entièrement capable.

À partir de là, je lui expliquai rapidement ma méthode : penser sa situation en faisant attention au sens des mots et en reliant sans cesse les situations vécues à la culture de notre société et à la condition humaine. En même temps, je lui fis part de ma propre angoisse de perdre mon mari, beaucoup plus âgé que moi. Il me semblait absolument indispensable d'établir avec elle un lien existentiel. Je l'invitai à me parler de sa douleur, puisque le mot « deuil » nous y contraignait. Elle évoqua la longue maladie de son mari qui l'avait rendu, vers la fin, physiquement méconnaissable. Elle parla de ses sentiments contradictoires, du désir de le voir libéré et de l'effroi de le voir mort. Elle pleura sur son vide d'alors : elle était comme face à un mur de silence insoutenable. Le récit révéla que cette femme souffrait depuis quatre ans. La douleur du deuil en prolongeait une autre qui n'avait pas été digérée. Sans fuir sa souffrance, je me mis à l'inscrire dans le caractère tragique de la vie. Pour elle, le tragique c'était l'absurde. La maladie, la mort, l'absence définitive étaient, à ses yeux, frappées de non-sens. Pourtant, à l'entendre, la vie de ce couple avait été remplie de sens et pleinement bonne jusqu'à l'arrivée de la maladie incurable.

Le sens était dans la vie, qui, pour l'un des deux, était passée. Philosopher, c'est apprendre à vivre, c'est-à-dire à mourir. Mais son problème à elle était de ne pas être morte de la mort de l'autre. Soudain, je pensai à Jaspers. Si la mort supprime la réalité empirique, elle ne peut atteindre la relation existentielle. Cette relation inaliénable contient les ressources pour traverser la douleur. Parmi ces ressources, la poursuite de la communication est un élément essentiel. Je lui parlai d'abord des *situations-limites*. Comme elle saisissait intellectuellement mais que cela ne lui apportait rien, je laissai tomber. Puis j'abordai la question de la communication : « Parlez-vous à votre mari ? – Non, protesta-t-elle, c'est absurde. » Je lui fis part de mon étrange expérience. Alors qu'intellectuellement je pensais qu'il n'y avait rien après la mort, je continuais de parler à ma grand-mère et à lui demander de l'aide chaque fois que j'étais en difficulté. « Vous aide-t-elle ? » me demanda-t-elle, transgressant le principe de son scepticisme. J'ajoutai à ma réponse affirmative quelques exemples. « Essayez », lui dis-je.

Elle tenta l'expérience sans y croire. Elle me fit part de son étonnement de voir que sa demande eut un écho : « C'est comme s'il était derrière la porte ! » Je pensai, sans le dire, à ce que Jaspers disait des *situations-limites*. Le mur était en train de se transformer en passage, l'impasse en chemin. Je l'encourageai à poursuivre la communication en précisant qu'elle ne s'adressait pas à un mort mais à l'être avec lequel elle avait communiqué pendant si longtemps. Chemin faisant, je lui demandai ce qu'ils aimaient réaliser ensemble et lui suggérai de lui en parler. Nous étions en pleine irrationalité. « Je parle toute seule, c'est de la folie ! » disait-elle parfois, découragée. À la question « Vous sentez-vous complètement seule ? », elle répondait « Moins qu'avant. – Alors, vive la folie ! » lui disais-je.

Une nuit, elle rêva de son mari, tel qu'il était, avant sa grande maladie. Cet événement fut décisif. L'image onirique estompa l'image cauchemardesque du souvenir. À partir de ce moment, elle se retrouva. Elle se mit à faire ce qu'elle aimait faire en pensant à son mari. Elle commença à se dire qu'il serait très content s'il la voyait revenir ainsi à sa propre vie.

J'ai pensé à cette consultation quinze ans plus tard, quand un ami m'envoya l'extrait d'un poème : « L'amour ne disparaît jamais, la mort n'est rien. Je suis seulement passé dans la pièce à côté. Je suis moi, tu es toi. Ce que nous étions l'un pour l'autre nous le sommes toujours. Donne-moi le nom que tu m'as toujours donné. Parle-moi comme tu l'as toujours fait. N'emploie pas un ton différent, ne prends pas un air solennel ou triste. (…) »[1]

La relation renouée

La souffrance a été acceptée – telle quelle, dans sa longue et interminable durée. La vision du monde de la personne a été respectée – pas de croyance religieuse, l'absurde à la place du tragique. Les irritations causées par les recours aux indicateurs de la normalité ont été écartées grâce à la conceptualisation – norme, moyenne, normalisation. L'incapacité réelle de lire et d'agir a été prise en faux par son implication dans une réflexion – la pratique du détour pour réaliser naturellement un retour. La conceptualisation, puis les lumières apportées par deux philosophes ont apporté un premier apaisement. Le malheur est là, tout entier, irréductible. Mais il n'a pas atteint la pensée.

Un dialogue entre deux personnes égales face aux situations de la vie s'est engagé. L'expression de mon angoisse de perdre l'être aimé a signifié que nous sommes tous embarqués sur le même navire. Ce dialogue a orienté le regard sur le passé heureux : le souvenir de la plénitude s'est mis à combattre le vertige du vide. La référence à un philosophe non religieux a rendu audible la possibilité d'une communication avec l'autre disparu. Ce qui avait été a pris le pas sur ce qui n'était plus. Mon témoignage concernant mes demandes à une défunte a débloqué les freins de la raison rationalisante, et soudain, le lien interrompu s'est mis à revivre. Le passage à l'essai a confirmé la vitalité du lien. Au silence ont succédé les signes d'une présence. À travers notre dialogue, le dialogue avec le mari disparu a été rétabli.

La relation retrouvée grâce à la communication a fait ressurgir l'image du rêve. Entre la démarche et l'événement, il n'y avait pas de lien nécessaire. L'événement aurait pu ne pas se produire. La chance a fait qu'il s'est produit, et en se produisant, il a donné à cette femme l'immense joie de pouvoir espérer retrouver son époux la nuit. Ce qui, rationnellement, est inexplicable est, existentiellement, d'une extraordinaire efficacité. La philosophie nous apprend à utiliser la raison là où elle peut nous éclairer et à passer à autre chose dès lors que nous avons atteint les limites de la raison. « La dernière démarche de la raison est de reconnaître qu'il y a une infinité de choses qui la surpassent », nous dit Pascal[2]. Cette consultation philosophique est allée de la raison au cœur en misant à la fois sur la clarté de l'un et sur l'énergie de l'autre[3].

L'éclairement de Jaspers

« La mort du prochain, de l'être le plus aimé, avec qui je suis en communication, est dans la vie phénoménale la plus profonde cassure. Je suis resté seul, au dernier instant, où laissant seul le mourant, je n'ai pu le suivre. Il n'y a pas de retour en arrière, c'est la fin pour tous les temps. Je ne peux plus m'adresser au mourant ; on meurt toujours seul ; la solitude devant la mort semble parfaite, pour celui qui meurt comme pour celui qui reste. Le phénomène d'une commune présence, tant qu'il y a conscience, cette douleur de la séparation, est l'ultime expression impuissante de la communication.

Mais cette communication peut avoir un fondement si profond que son issue dans la mort même contribue encore à la manifester, et que la communication conserve son être en tant que réalité éternelle. L'existence se transfigure alors dans sa manifestation ; sa réalité empirique a progressé par un irrévocable bond en avant. Dans la simple vie empirique, on peut oublier, on peut se consoler ; mais ce bond est comme la naissance d'une nouvelle vie ; la mort est intégrée dans la vie. La vie prouve la vérité de la communication, qui subsiste au-delà de la mort en s'actualisant, telle que la communication l'a faite et telle qu'elle doit être désormais. Ma propre mort a cessé d'être un gouffre vide. C'est comme si, n'étant plus abandonné, je me liais en elle à l'existence avec laquelle j'ai été dans la plus étroite communication.

La solitude absolue dans l'absence de communication diffère radicalement de la solitude résultant de la mort du prochain aimé. La première est le manque muet d'une conscience, qui ne se sait pas elle-même. Au contraire, toute communication une fois actualisée abolit la solitude à jamais ; l'être véritablement aimé demeure présence existentielle. La nostalgie qui anéantit celui qui reste seul, l'impossibilité physique de supporter la séparation, s'accompagne malgré tout d'un sentiment de protection, alors que le désespoir de celui qui a toujours été seul n'a certes à regretter aucune perte, mais reste entièrement sans abri, avec sa nostalgie de l'être inconnu. La perte réelle de ce qui fut, excluant toute consolation pour moi en tant qu'être humain vivant dans le mode sensible, peut devenir, si j'y suis fidèle, réalité présente de l'être.

Si la mort de l'autre entraîne un ébranlement existentiel et non un simple processus objectif s'accompagnant d'émotions et d'intérêts particuliers, l'existence par elle se familiarise avec la transcendance : ce qui est détruit par la mort, c'est le phénomène, non l'être en soi.

Il existe une sérénité plus profonde sur fond d'une douleur sans remède. »[4]

La brièveté de la vie

Un homme de trente-sept ans vient me voir sur les conseils de son directeur des ressources humaines. Occupant déjà un poste de direction à fortes responsabilités dans un grand groupe, cet homme est promis à une belle carrière. Mais il est arrêté par un défaut qui lui vaut des antipathies violentes. Il se montre brutal, aussi bien dans son comportement que dans ses propos, à l'égard de ses collaborateurs et de ses pairs. Il ne supporte aucune sorte de lenteur. Corrélativement, il manque complètement de sens diplomatique. Il considère toute voie de traverse comme une entorse à la moralité. On le dit cynique et on lui reproche d'avoir les dents très longues.

Il s'agit d'un homme supérieurement intelligent, très professionnel, lucide sur les situations et sur lui-même. Il reconnaît sa brutalité et se qualifie de « misanthrope ». Je commence par lui demander de me citer des exemples de brutalité. Toutes les situations évoquées témoignent d'une impatience extrême. Son souci de l'efficacité prime sur son souci de se faire comprendre. Alors qu'il sait que les rythmes des individus diffèrent, il ne supporte pas les vitesses de compréhension et d'exécution inférieures à la sienne. Alors qu'il sait que la franchise inopportune blesse, il en use parce qu'il juge la voie directe plus rapide que le propos enveloppé. Je relève le trait de l'impatience. Il me réplique que la vie est courte et qu'il ne sait pas s'il sera vivant demain.

Je lui renvoie, brutalement, la pensée de Pascal : « La mort est plus aisée à supporter sans y penser, que la pensée de la mort sans péril. »[5] Il réagit par un commentaire en faisant allusion à ses cours de philo : « L'action fait oublier la mort, l'inaction rend la pensée de la mort intolérable. » Je lui demande ce que cela signifie, non pas en général, mais pour lui. Il répond que, pour lui, ne jamais interrompre son activité est une façon de se sentir vivant. Je me saisis de tous les éléments pour lui dire que, philosophiquement, sa brutalité semble nous renvoyer à son rapport existentiellement angoissé au temps qui passe. Agréablement surpris par cette interprétation inhabituelle de son défaut, il se montre disponible pour une réflexion philosophique. Nous échangeons sur la conscience de la mort qui tisse, à notre su ou insu, notre relation au temps. Ce détour le ramène à l'entreprise : « C'est étonnant, dit-il, on se grise à l'urgence comme si on voulait échapper à la crainte de la mort. » Je lui demande où il situe son « je » dans ce « on ». Il me dit que lui n'est pas dans l'urgence mais dans l'efficacité. Il agit pour aboutir et, une fois le résultat atteint, il recommence, pour aller plus loin.

La notion d'efficacité me permet de revenir sur son « défaut » : « Ne perdez-vous pas en efficacité en soumettant vos collaborateurs à la pression de votre rapport angoissé au temps ? » Nous voici entre deux sujets. L'un concerne son angoisse existentielle, l'autre son efficacité professionnelle.

Nous abordons le premier par Pascal, à travers le thème du *divertissement*. Je l'invite à repérer ses propres moyens de se détourner de la pensée de la mort : « J'envisage la vie professionnelle comme un combat, dit-il, je suis toujours sur le front. Je casse sans cesse la routine, en créant du déséquilibre. Je lance aux autres des défis pour qu'ils accélèrent le pas. » Je lui demande ce que cela lui coûterait de s'arrêter un peu pour penser son angoisse. Il répond sans hésiter qu'il préfère travailler sur son rapport au temps plutôt que sur sa gentillesse et sur sa communication à l'égard des autres. Je lui exprime ma joie à l'égard de son choix.

Je lui fais part de ma conviction que le fait de prendre en compte sa relation personnelle au temps ne pourra que le rendre attentif au temps des autres. Je lui fais part de mon expérience personnelle : j'ai mis la moitié de ma vie à comprendre que la plupart de mes malentendus avec des individus qui comptaient pour moi étaient liés à des sensibilités existentielles différentes.

Cette plongée dans sa façon de vivre son existence lui fait, au fur et à mesure, prendre conscience de son impact négatif sur les autres. Son impatience brutalise, son goût du combat épuise, sa façon d'avancer déstabilise. Cette prise de conscience le porte à reconsidérer sa « misanthropie ». En somme, sa crainte de livrer aux autres quelque chose d'intime le conduit à les aborder à travers une action à faire. Je lui demande ce qu'il entend par « intime » et, au fil de ses réponses, je m'aperçois que cet homme à l'air bougon est un écorché vif qui se protège en permanence. Sur ses gardes, *botté et prêt à bondir* comme disait Montaigne, ce dirigeant de trente-sept ans apparaissait aux autres comme un guerrier intrépide, indifférent à tout ce qui est humain.

À l'évocation de la notion de gentillesse, cet homme répond qu'il n'est pas gentil, car il ne fait jamais rien pour plaire aux autres et que la charité lui répugne. Je dis que la gentillesse peut être définie comme l'ouverture à l'égard des autres et lui dis qu'à mes yeux, il a cette ouverture mais ne l'utilise pas, tant il s'est persuadé, en écoutant les autres, qu'il était cynique et indifférent.

Après cette séance, je reçois un message relatant l'événement suivant. En sortant de mon bureau, il rencontre une petite fille avec sa maman. La petite fille laisse tomber son ours, mon client le ramasse et le rend à la petite fille. Celle-ci lui sourit en disant à sa maman : « Oh, qu'il est gentil, ce monsieur ! » Mon client y voit l'attestation de sa gentillesse et ne doute plus depuis.

La douceur révélée

L'attention n'a pas été portée sur le défaut, en l'occurrence la brutalité, mais sur une constante révélée par les situations décrivant le défaut. Cette désorientation a ouvert une piste inattendue. Le trait de caractère identifié comme gênant par et pour les autres a révélé qu'il en cachait un autre : le lien de cet homme avec l'éphémère de son existence. Cette révélation a été libératrice – il était contraire au tempérament de cet homme de travailler directement sur son comportement et sur sa communication. L'invitation à penser sa vie professionnelle à partir de son attitude existentielle a permis d'aborder les relations aux autres à travers une réalité malmenée dans le monde de l'entreprise : la réalité du temps.

La référence à Pascal m'a permis d'aller directement au vif de son sujet par le détour d'une pensée concernant tout homme. Je ne lui ai pas asséné ma vérité mais l'ai invité à réfléchir de façon large. Cette citation a déclenché chez lui une série de remarques et de descriptions – le matériau de notre travail a été fourni de façon à la fois légère et substantielle. Le fait de nommer son angoisse et de la qualifier d'existentielle a d'emblée arraché celle-ci à toute perspective pathologique – nous étions au niveau de l'*humaine condition*. Le fait de l'amener à penser le lien entre angoisse existentielle et efficacité professionnelle a renvoyé l'individu à son unité : cet homme avait à la fois un sens extrême de la fragilité de la vie et une véritable capacité de réalisation.

Le dialogue s'est déroulé entre deux personnes également confrontées au rapport existentiel au temps : la référence à mon expérience a rendu mes propos et mes citations philosophiques vivants. Ce dialogue s'est déroulé dans des conditions, il faut le dire, exceptionnelles, car mon interlocuteur saisissait au quart de tour ce qui était susceptible de le faire avancer. Notre échange sur des thèmes philosophiques de fond s'est fait joyeusement : mon interlocuteur a expérimenté le fait que le véritable sérieux est léger. À chaque fois qu'il riait, je lui disais à quel point son visage devenait plaisant lorsqu'il quittait son air grave ; il a pris ainsi l'habitude d'un autre miroir de lui-même.

La rencontre avec la petite fille releva d'un hasard heureux que je qualifierais de coïncidence significative. Jung y aurait vu fonctionner le *principe de synchronicité acausale* : l'individu, situé au cœur de son cheminement personnel, perçoit un fait extérieur comme un signe, l'encourageant à poursuivre dans le sens qui est le sien. Jaspers y aurait vu un *chiffre de la transcendance* : pour l'individu qui cherche à réaliser les potentialités de sa liberté, la réalité se transforme en langage qui atteste du caractère authentique de son expérience. Ici encore, un événement est venu à notre secours. Mon interlocuteur a transformé un fait accidentel en fait signifiant pour lui. Et, fort du sens qu'il a lui-même établi, il n'a plus douté de sa gentillesse. Ainsi est-il devenu capable de l'exprimer simplement. Cette consultation philosophique est allée de la raison au cœur de l'être mystérieux qui nous enveloppe en nous traversant (cf. plus loin p. 257 à 261)[6].

L'éclairement de Sénèque

« *[Les] plaisirs mêmes [des hommes affairés] sont inquiets, agités de terreurs de toutes sortes ; au milieu de la joie la plus folle, survient cette pensée troublante : « Combien de temps encore ? » C'est ce sentiment qui fait pleurer les rois sur leur pouvoir ; ils ne prennent pas plaisir à la grandeur de leur fortune ; ils sont effrayés à l'idée qu'elle prendra fin quelque jour.*

Comme il déployait son armée à travers les plaines, et n'en pouvait saisir le nombre mais seulement l'étendue, le plus fier des rois de Perse versa des larmes, en pensant que dans un siècle il ne subsisterait pas un seul de tant de jeunes gens. Mais lui qui pleurait, il allait lui-même avancer leur destin, les faire mourir les uns sur terre, les autres sur mer, d'autres au combat, d'autres dans la fuite, et détruire ainsi en un temps fort court ceux pour qui il redoutait la centième année.

Et que les joies mêmes des hommes affairés sont inquiètes ! Elles ne reposent pas sur des motifs solides, les futilités qui leur donnent naissance sèment elles-mêmes le trouble. Que penser alors de ces instants dont ils avouent eux-mêmes la misère, si les honneurs dont ils se vantent et qui les mettent au-dessus de l'humanité commune sont loin d'être sans mélange ? Les plus grands honneurs donnent de l'inquiétude, et il n'y a pas de fortune à laquelle on se fie moins qu'à la bonne fortune. Pour assurer le succès, il est besoin d'un autre succès ; et en faveur des vœux qui ont réussi, il faut encore faire des vœux. Car tout ce qui résulte du hasard est instable ; plus haut il monte, plus il donne des occasions à la chute ; or ce qui promet de tomber ne peut enchanter personne.

Elle est donc nécessairement la plus malheureuse, et non seulement la plus courte, la vie de ceux qui gagnent avec beaucoup d'efforts ce dont la possession leur coûte. Ils se donnent de la peine pour atteindre ce qu'ils veulent, et ils gardent dans l'inquiétude ce qu'ils ont acquis. Et pendant ce temps, ils ne tiennent aucunement compte du temps qui ne reviendra jamais. De nouvelles affaires remplacent les anciennes ; l'espoir éveille l'espoir ; l'ambition éveille l'ambition. On ne cherche pas la fin des misères ; seul le sujet change. Nos propres honneurs ont-ils fini de nous tourmenter ? Ceux des autres nous prennent encore plus de temps. Et avons-nous terminé avec les fatigues d'une campagne électorale ? Nous commencerons à appuyer celle des autres... Jamais ne manqueront les causes d'inquiétude, dans le succès comme dans l'insuccès. L'affairement nous interdira le loisir ; jamais on y arrivera, toujours on le souhaitera. »[7]

Approches psy et philosophie
Le malaise dans la société technicienne
Notre société se caractérise par la subordination de l'ensemble de la réalité à ce que Max Weber appelle la *rationalité technicienne*. Le trait caractéristique de celle-ci est de viser

avant tout l'efficacité et de se délester de tout ce qui y fait obstacle. Aussi poursuit-elle résolument le *désenchantement du monde* commencé, selon ce même penseur, avec l'avènement de la rationalité capitaliste[8]. La multiplication des mesures de sécurité pour gérer les risques de toutes sortes fait partie de ce double courant de rationalisation et de désymbolisation croissantes.

Le marché des assurances accompagne ce mouvement, profitant des peurs que suscite l'évocation permanente des risques : risques technologiques, risques juridiques, risques psychosociaux... Le discours sécuritaire renforce les peurs puisqu'il ne cesse d'évoquer les dangers encourus. Les peurs sont attisées par le vide spirituel caractéristique de notre société technicienne. Au désarroi suscité par la production industrielle de la mort dans les camps nazis et la destruction nucléaire de deux villes par les Alliés a succédé la *perte du futur* advenue avec l'écroulement des utopies sociales[9]. Privés des symboles véhiculés par les religions et des idéaux contenus dans les utopies sociales, les hommes sont livrés, sans recours ni appel, à la mécanique de leur quotidien.

Et, comme aucun système ne saurait empêcher l'accident de survenir, la maladie de frapper et la mort d'arriver, le renforcement des mesures sécuritaires dans un monde vidé de ses symboles augmente l'anxiété de l'homme quant aux conditions matérielles et physiques de sa vie. Aussi, il craint de manquer même quand il ne manque de rien, il craint de vieillir alors qu'il est en bonne santé, il craint d'être agressé en étant bien au chaud devant sa télévision, il craint d'être atteint par les maladies que la médecine le somme de prévenir…

Pour divertir sa crainte, l'individu s'informe, s'exprime, s'agite. En fait, il devient le réceptacle d'une multitude d'informations qui, se succédant avec une rapidité extrême, s'annulent les unes les autres. Il parle dans les cadres prédéfinis des débats télévisés ou des réunions professionnelles qui, prédéterminant les contenus et chronométrant le temps de parole, suppriment les conditions d'exercice de la pensée. Et, pressé par les impératifs de l'opérationnalité immédiate et des résultats à court terme, il gesticule au lieu d'agir. L'agitation, à la fois ambiante et interne, est hautement anxiogène. Elle est génératrice de *stress*, selon le vocabulaire d'aujourd'hui.

Jaspers nomme *angoisse vitale* cette anxiété relative aux conditions physiques de notre vie. Il distingue l'angoisse vitale de l'*angoisse existentielle*, qui désigne l'inquiétude que nous éprouvons en nous questionnant sur le sens de notre existence et en exerçant notre faculté de choisir. Alors que l'angoisse vitale nous rive au moi étriqué de nos émotions et nous enferme dans l'enclos de notre vie empirique, l'angoisse existentielle nous ouvre au mystère de notre condition d'homme et aux incertitudes de notre difficile liberté.

Observant le malaise des individus dans la société technicienne et sécuritaire avec son double regard de philosophe et de psychiatre, Jaspers avance une hypothèse. Les gens consultent de plus en plus les psy pour se soulager de leur angoisse vitale. L'approche psychologique, en invitant l'individu à exprimer ses émotions et en visant, à travers cette purgation des passions, son adaptation à la réalité sociale, laisse dehors le questionnement existentiel qui, seul, restitue à l'homme sa dimension humaine.

Société technicienne et traitement psychologique des malaises relèvent d'un phénomène particulier que Jaspers appelle la *psychification* des problèmes humains. Au lieu d'aborder philosophiquement les questions que pose notre existence et d'y faire face, l'individu, encouragé par le psy, s'en détourne[10]. Ce détournement, s'il apporte des soulagements provisoires, renforce le malaise. Et le malaise des individus devient celui de toute une civilisation qui refoule, non plus la recherche individuelle du plaisir comme le pensait Freud, mais la vie de l'esprit.

Des passions à l'esprit

Le malaise témoigne de notre passivité. Débordés par les événements, submergés par nos émotions, soumis à nos passions, nous subissons ce qui arrive. Sous la pression des faits extérieurs, nous sommes oppressés. Cette oppression est une souffrance, car subir c'est pâtir. Cette souffrance peut nous rendre psychiquement malade, c'est-à-dire incapable de prendre le dessus en influant sur le cours des événements et en construisant un sens dans lequel nous pouvons nous reconnaître. Quand nous sombrons ainsi, nous oublions que nous sommes dotés d'un esprit, c'est-à-dire du pouvoir d'utiliser la contrainte afin de nous rendre libre.

Dans son effort de décrire la vie de l'esprit, Arendt distingue entre l'âme et l'esprit. L'âme ou psychisme est le siège des émotions alors que l'esprit est le foyer de la pensée et de l'action. À ses yeux, par nos émotions nous sommes tous pareils. Si les raisons d'avoir peur, les motifs de la colère ou les sources du plaisir diffèrent selon les individus, la sensation de la peur, du plaisir, de la colère sont les mêmes pour tous. En revanche, nous sommes chacun uniques par notre esprit. Car l'esprit est cette énergie absolument personnelle qui porte chacun d'entre nous à chercher le sens et à construire ce qui a du sens pour nous[11].

Pour le dire autrement, alors que le psychisme est le foyer et le dépôt de notre passivité, notre esprit est le foyer et le fonds de notre liberté. C'est sans doute la raison pour laquelle les différentes approches psychologiques de l'homme comportent toutes une part de déterminisme. Parce que le psychisme fonctionne de façon similaire chez tous les individus malgré leur personnalité différente, il est possible de dégager des lois explicatives, d'opérer des classements et d'élaborer des techniques thérapeutiques. Cette approche est impossible quand il s'agit de l'esprit, puisque celui-ci est une force libre qui agit de manière imprévisible.

Il me paraît éminemment important de ne pas confondre ce qui relève du psychisme et ce qui relève de l'esprit. Vouloir soigner l'angoisse vitale en sondant le souterrain des passions, c'est rester au même étage au lieu de changer de niveau. Traiter comme une pathologie ce qui ressortit à la difficulté humaine d'exister, c'est nier l'humanité de l'homme. L'échec, la maladie, le deuil, le sentiment de culpabilité, l'anxiété ou le vertige liés à la décision sont des réactions humaines, toujours personnelles, aux situations problématiques de l'existence.

Plus radicalement, pour que l'individu puisse passer de la réaction souffrante à l'action créatrice, il lui est indispensable de faire l'expérience de l'angoisse existentielle. Je constate avec Jaspers que « l'angoisse vitale ne peut être surmontée que par l'angoisse de l'existence à l'égard de son être soi »[12].

Ce principe n'est pas théorique, mais issu de l'expérience. Nous nous relions à notre humanité lorsque nous nous confrontons simultanément à notre finitude et à notre liberté. Or, la construction du sens relève de la démarche philosophique. « Philosopher, c'est s'éveiller en échappant aux liens de la nécessité vitale. La philosophie est ce qui ramène au centre où l'homme devient lui-même en s'insérant dans la réalité. »[13]

Consultation philosophique et consultation psy

À celui qui a mal à sa vie, on recommande d'aller voir un psy. Lors d'une catastrophe, on fait appel à des cellules de crise animées par des psy. Lorsque le travail produit de la souffrance, des cabinets en grande partie composés de psy proposent démarches préventives et mesures curatives. Les équipes de travailleurs sociaux sont le plus souvent supervisées par des psy. Le recours à l'approche psy pour traiter toutes sortes de difficultés posées par l'existence semble encore aller de soi.

Si, par l'abréviation psy, je mets dans le même sac des approches qui revendiquent chacune sa différence, c'est que j'y vois un accord tacite sur le fond. Psychanalyse, psychiatrie, psychothérapies diverses ont pour objet le psychisme, entendu comme le siège des émotions et des passions individuelles. Cet accord s'exprime par le fait que l'individu y est renvoyé à son vécu et que ce vécu est rattaché à sa situation dans la famille, que celle-ci soit évoquée ou convoquée, selon qu'on est du côté de l'analyse[14] ou du côté de la thérapie familiale.

Ce qui distingue le consultant philosophe du psy, c'est son refus de privatiser les problèmes. La philosophie part du principe que tout individu porte en lui la *forme de l'humaine condition*[15]. Cette forme se traduit par la posture verticale de l'homme, seul vivant dont la tête est dans l'axe de l'univers[16]. L'appartenance à l'humaine condition se traduit, sur le plan biologique, par le fait d'une individuation maximale qui fait que chacun d'entre nous est unique et littéralement inimitable. « L'humanité est cette paradoxale pluralité d'êtres uniques », note Hannah Arendt[17].

Ce qui distingue le consultant philosophe du psy, c'est qu'il considère que « la véritable condition de l'homme est sa situation spirituelle »[18]. Aussi renvoie-t-il chacun à sa condition d'homme en sollicitant son esprit. L'esprit est ce par quoi chaque individu humain transcende sa nature empirique en exerçant sa liberté et acquiert ainsi la singularité qui le distingue de tous les autres. La consultation philosophique ne vise pas le réconfort, mais la lucidité. Elle ne vise pas la libération des souffrances, mais la liberté. Le prix de la liberté est l'inquiétude de l'esprit. Consulter un philosophe, c'est accepter d'être inquiété.

Considérant son interlocuteur comme son frère en condition humaine, le consultant philosophe ne reste pas en retrait. Contrairement au psychanalyste qui se tait pour laisser parler l'inconscient de l'analysant, le philosophe consultant parle de lui dès lors que son expérience peut servir de miroir ou de piste. Contrairement au psychothérapeute qui utilise des tests pour mieux cerner la personnalité de l'autre, le consultant philosophe se fonde sur le seul échange pour permettre à l'autre de mieux se connaître. Libre de toute contrainte technique prédéfinie, se méfiant de tout protocole et de toute procédure, le consultant philosophe respecte seulement quelques règles de méthode : exigence de clarté, ouverture à la remise en question, confrontation avec soi à travers une communication authentique avec l'autre, réciprocité (cf. plus loin p. 272 à 274).

En pratiquant la consultation, je fais l'expérience d'une relation amicale au sens grec de *philia*. Deux ou quelques individus s'engagent à penser ensemble une situation complexe en se référant conjointement à la signification des mots et aux pensées des philosophes susceptibles d'éclairer cette situation particulière. Ils s'y engagent avec bienveillance. Ils s'y engagent avec la volonté de s'enrichir les uns les autres, sans redouter la divergence, en la recherchant même comme le passage obligé de la construction de leurs libertés respectives.

Cette réciprocité, associée à la référence permanente à une langue commune et au patrimoine de l'humanité que constitue la culture philosophique, laisse dehors le processus du transfert. La relation philosophique n'a pas lieu entre un thérapeute et des individus à soigner mais entre des interlocuteurs égaux face aux difficultés de l'existence et aux risques de la liberté. Si cette relation est thérapeutique, elle l'est au sens littéral. Il s'agit d'une relation où, chacun prenant soin de son esprit et de l'esprit des autres, tous deviennent chemin faisant plus ouverts, plus lucides, mieux armés pour faire face à l'existence.

---

1. Chanoine Henry Scott Holland, traduit et adapté par Charles Péguy.
2. *Pensées*, 466, édition Chevalier.
3. Cette consultation a duré cinq fois deux heures.
4. *Philosophie*, p. 437.
5. *Pensées*, 210, édition Chevalier, p. 1147.
6. Cette consultation a duré dix fois deux heures et a porté sur bien d'autres points que le rapport au temps.
7. *De la brièveté de la vie*, p. 715-716.
8. Cf. *L'éthique protestante et l'esprit du capitalisme*.
9. Edgar Morin, cf. entre autres *L'Évangile de la perdition*, conférence donnée le 23 novembre 2002 devant l'Académie des sciences, arts et belles lettres de Caen.
10. *Initiation à la méthode philosophique*, p. 91-94, et *Introduction à la philosophie*, p. 139-140.
11. *La vie de l'esprit*, p. 45-51.
12. *La situation spirituelle de notre époque*, p. 72.
13. *Introduction à la philosophie*, p. 16 et p. 12.
14. L'analyse transactionnelle envisage les attitudes au travers de la grille adulte/parent/enfant, pendant que la psychanalyse renvoie l'individu à ses rapports de filiation.
15. Cette idée constitue le cœur de l'œuvre de Montaigne.
16. Aristote, *Partie des animaux*, 656a.
17. *La condition de l'homme moderne*, p. 41-43.
18. Jaspers, *La situation spirituelle de notre époque*, p. 12.

II. Consultation philosophique et mondes personnels

Tout au long de l'exercice de mon métier de consultant philosophe, j'ai autant travaillé avec des individus réunis en groupe qu'avec des individus en tête-à-tête. Ayant très tôt préféré aborder l'existence humaine à travers une situation relative à la vie professionnelle, j'ai accompagné individuellement beaucoup de professionnels. Au début, cet accompagnement avait lieu dans le cadre de projets plus larges impliquant une équipe ou un service. Ce contexte me permettait de ne pas être prisonnière des représentations de mon interlocuteur, mais d'être moi-même en relation avec leur environnement.

Depuis quelques années, parallèlement au développement du coaching, lui-même lié à l'individualisation du travail en entreprise, je suis de plus en plus sollicitée pour « coacher »[1] des individus. Il s'agit surtout de dirigeants ou de managers à fortes responsabilités. Le positionnement en haut de l'échelle suscite les questions philosophiques du pouvoir, de l'autorité, de la décision, de l'engagement, de la liberté… en requérant la personne tout entière. Chaque consultation me met ainsi en contact avec un nouveau monde personnel[2].

Fragments de consultations
Le sens de la production
Un homme de quarante-huit ans, directeur industriel dans un grand groupe, vient me voir sur la suggestion du directeur du développement de son entreprise. Sa demande est : mieux se connaître pour ne pas se tromper de choix professionnel. Il est, en effet, arrivé à un moment où il souhaiterait changer mais ne sait s'il veut s'orienter vers la création de sa propre entreprise, ou vers la direction d'une petite entité dans le cadre du groupe en accédant à une fonction plus complète, comme directeur des opérations par exemple. Comme l'entrée dans la connaissance de soi n'est pas aisée, j'emprunte une toute petite porte. Je lui demande s'il y a un point ou un pan de lui-même qu'il ne comprend pas bien et par lequel nous pourrions commencer.

Il cite quelque chose qui le gêne sans pour autant entraver son chemin : il est particulièrement irrité quand il a à côté de lui quelqu'un qui « ne fait rien ». Je lui demande de me décrire des situations. Il me donne deux exemples. Son fils de six ans reste souvent sans jouer, sans faire de devoir scolaire, sans aider sa mère, sans faire de sport. Un de ses collaborateurs s'accorde chaque jour une heure pour aller flâner alors qu'aucun autre ne « chôme » ; lors des déplacements professionnels, ce collaborateur prend du temps pour visiter une ville inconnue. Je lui demande si son fils est bon en classe et s'il a matière à se plaindre professionnellement de son collaborateur. Sa réponse montre qu'il n'y a de problème nulle part. Mais il a peur que son fils ne devienne un « paresseux ». Quant à son collègue, il a du mal à supporter son « insouciance ».

Je lui demande de me définir la « paresse », puis l'« insouciance ». La réponse indique la source de sa gêne : être paresseux, c'est ne pas « produire » quelque chose ; être insouciant, c'est s'accorder du bon temps alors qu'on peut « produire » encore. Je m'empare alors du concept de production et je l'invite à réfléchir sur son sens en le situant par rapport à la création, la réalisation et à l'action. Il se prête au jeu et s'efforce de distinguer entre des mots qui, de prime abord, avaient le même sens pour lui. Selon lui, être en activité, c'est nécessairement produire. Rêver, penser, observer sont des inactivités. Les rêveurs, les penseurs, les observateurs sont des « improductifs ». Je lui demande s'il est lui-même en situation de production permanente. Il me répond que, pendant le week-end, il ne cesse de « faire des choses » : il bricole, il emmène sa famille voir une exposition parce que « l'instruction est utile ».

La conceptualisation, soutenue par des illustrations, me permet de mettre le doigt sur le modèle de l'activité que cet homme applique aux autres et à lui-même à son insu. Il me demande ce que, moi, j'entends par « activité ». Hannah Arendt vient à notre secours. Je résume sa représentation de la vie active à travers les trois volets du *travailler*, *faire* et *agir*. Travailler, c'est consumer son énergie biologique. Faire, c'est fabriquer un objet. Agir, c'est initier quelque chose de nouveau dans le monde. Cette référence illumine mon interlocuteur. De façon inattendue, il se reconnaît lui-même surtout dans l'*agir*, car il réfléchit avant d'entreprendre, décide une fois qu'il a compris et assume les effets de ses décisions malgré leurs conséquences en partie imprévisibles. Il ajoute que, dans son questionnement actuel sur son évolution professionnelle, il est en train de mesurer à quel point il aime impacter, par ses décisions, le cours des affaires de l'entreprise.

Son regard, figé par une représentation dont il n'avait pas conscience, se trouve libéré. Cette libération le renvoie à son centre et, plus précisément, à ce qui lui est absolument personnel, à ce qui fait qu'il est lui-même et pas un autre.

Le sens de la crise

Une femme de trente-neuf ans vient me voir sur la recommandation d'un de mes clients. Responsable d'organisation d'événements dans un centre culturel, elle est mise en congé de maladie par le psychiatre de la clinique où elle a été précipitamment hospitalisée. Des « problèmes personnels » lui ayant enlevé le sommeil et l'appétit, elle s'est évanouie au bureau. Les propos décousus tenus à son réveil ont été interprétés comme les signes d'une confusion mentale liée à une dépression. À présent, elle est sous un essaim d'anxiolytiques et d'antidépresseurs, avec le moral à plat et une extrême difficulté à commencer sa journée. Elle est suivie par le psychiatre, a le sentiment que cela ne sert à rien mais y va quand même. Je lui demande pourquoi et elle répond : « Parce que j'ai peur d'être vraiment malade. »

Je l'invite à me parler de ses difficultés personnelles sans entrer dans les détails. En même temps qu'elle raconte son histoire, elle caractérise celle-ci d'« affreusement banale ». Alors qu'elle avait une vie tranquille avec un mari très attentionné, elle est tombée amoureuse d'un autre homme, divorcé, donc libre. Cet homme lui a demandé de choisir en lui laissant le temps de sa décision. Informé, par elle, de la situation, son mari lui a également conseillé de prendre le temps de bien choisir. Par son attitude, chacun des deux hommes lui exprimait son amour, et cela lui pesait. Je lui demande si elle est davantage attirée par l'un des deux hommes, elle répond que le problème de sa vie est de ne pas savoir choisir, d'avoir été toujours choisie et de se sentir maintenant protégée par les deux puisque tous les deux lui laissent le temps. À ma question concernant le choix de son métier, elle me dit que, là aussi, elle a répondu à une offre financièrement intéressante et n'a pas eu besoin de chercher.

Je lui demande quel est son désir aujourd'hui. La réponse vaut son pesant d'or : son désir est de choisir, enfin, le chemin de sa vie. Elle ajoute aussitôt qu'elle ne peut pas, car à présent, on lui dit qu'elle est malade. « Ainsi, une fois de plus, un autre aura choisi pour vous », lui dis-je.

J'enchaîne avec tout autre chose, la questionnant sur ses intérêts. Elle décrit avec un réel plaisir son goût pour la peinture, interrompu à la naissance de ses deux enfants qui a coïncidé avec le début de son activité professionnelle. J'apprends qu'elle avait peint des décors pour des pièces de théâtre, qu'elle aime le ballet, qu'elle avait dansé jadis. J'apprends aussi qu'elle a réussi des études dans un domaine différent, le droit et la communication, qu'elle a tout de suite professionnellement accédé à un poste à responsabilité élevée et que sa rencontre avec le deuxième homme a eu lieu alors qu'elle s'ennuyait prodigieusement dans une activité où elle excellait.

Tout me donne l'impression que sa détresse actuelle vient de l'accumulation de non-choix l'ayant mise dans des situations de bien-être et de réussite. Je lui fais part de mon impression. Elle réagit par une question : « Vous, pensez-vous que je suis malade ? » Je réponds spontanément : « Non, vous faites une dépression, mais vous n'êtes pas malade. » Nous nous mettons toutes les deux à commenter mon propos, dont la rapidité tranchante me surprend mais dont je souligne aussitôt le caractère subjectif et critiquable. La jeune femme s'y attelle. Visiblement, elle y trouve une clé pour entrer chez elle, mais elle a besoin d'un concept pour concilier dépression et santé psychique. Je lui propose celui de *crise existentielle*. Jung vient à notre secours pour éclairer le mal-être qui peut s'emparer d'un individu « au milieu » de sa vie s'il pressent qu'il s'est manqué lui-même malgré son bonheur et son succès apparents. Je lui conseille la lecture de deux essais[3].

La lecture de Jung soutient mon propos en permettant à cette femme de vivre son malaise actuel comme une traversée et non comme un état définitif. Ce changement de regard sur sa situation est à la fois centrage sur son individualité et volonté de sortir du mal-être[4].

Les sens du pouvoir

Un homme de quarante-sept ans vient me voir pour voir clair sur un point qui le préoccupe professionnellement. Alors qu'il attendait d'être promu directeur général de l'entreprise, il se voit préférer, sans explication, un de ses pairs et relégué à des fonctions en apparence importantes mais, à ses yeux, de second intérêt. L'absence d'explication lui pèse autant que le choix subi, car il supporte très mal ce qu'il ne comprend pas. Il se dit prêt à tourner la page dès lors qu'il aura compris. Comme l'enjeu était le pouvoir, je lui propose une réflexion sur sa relation personnelle au pouvoir.

À travers les indications qu'il donne, la place du pouvoir offre, à ses yeux, un formidable moyen d'action, un levier qui permet de mener ses réalisations jusqu'au bout. Ce qui l'intéresse avant tout, c'est d'anticiper l'avenir et d'initier les actions qui y préparent. En même temps, il sait que les réalisations sont le fruit d'une collaboration et que l'échange et l'explication en sont les préalables indispensables. Ses propos décrivent son rival comme quelqu'un qui veut le pouvoir pour lui-même et qui instrumentalise les autres pour y accéder et ensuite pour l'imposer.

Nous voici confrontés à deux rapports au pouvoir, le pouvoir de dominer et le pouvoir de réaliser. Aristote nous éclaire, Hobbes aussi. Je remarque que ces deux types de rapports déterminent deux types d'ambitions et je l'invite à réfléchir sur les siennes. Il répond que ce qui lui importe est de concevoir et de préparer dès maintenant la croissance de demain. Cela suppose, pour lui, le repérage des potentialités et l'encouragement des innovations qui permettront à l'entreprise de s'insérer en permanence dans le monde tel qu'il change pour le transformer à son tour.

Il ajoute qu'il a jusqu'à présent été empêché dans cette ambition parce qu'il a trop répondu aux sollicitations de ses supérieurs, « par loyauté ». Je relève le mot « loyauté » et lui demande une définition. Celle qu'il donne tire du côté du « loyalisme », d'une subordination qui a souvent lieu malgré la conscience du caractère peu approprié de ce qui est demandé. Nous voici confrontés à l'une de ses contradictions : alors qu'il voit ce qui est nécessaire et qu'il ose donner son avis, il obéit au prix d'être en désaccord avec lui-même. Je lui demande pourquoi il agit ainsi « contre lui-même ». Il me répond spontanément : « Par commodité. » J'observe qu'il opte, d'après ses descriptions, pour une « commodité inconfortable ». Sa perplexité m'oblige à chercher du côté des racines des mots et, par chance, l'étymologie vient à mon secours. Est commode, ce qui est fonctionnel, pratique, modelable, maniable. Est confortable ce qui apporte de la force.

Le sens de ces mots le renvoie à lui-même. Il me dit que, rétrospectivement, il s'aperçoit qu'il a préféré la commodité au confort et que ce qu'il est en train de vivre actuellement lui signale qu'il ne peut plus continuer ainsi. Il associe « commodité » et « lâcheté » alors qu'il s'agit d'un homme qui a le courage de ses opinions et que l'autocritique n'effarouche guère. Ma remarque le conduit à corriger « lâcheté » par « douceur ». En somme, il craint les ruptures autant dans ses relations que dans son mode de vie. Grâce à l'échange, il s'aperçoit que ce mode de fonctionnement l'a conduit dans la situation qui le blesse : comme, par tempérament, il n'aime ni le pouvoir ni les bouleversements, il se trouve à la place où son caractère l'a mené.

Je lui demande quelle est, à présent, son aspiration. Cette question le renvoie au « connais-toi toi-même ». Il s'y engage pour trouver une nouvelle voie professionnelle. Le meilleur moyen pour trouver socialement une activité et une place en accord avec ses aspirations est de s'engager résolument sur sa voie intérieure[5].

Le sens du signe

Une femme de soixante ans vient me consulter au sujet d'une anxiété qui l'habite depuis longtemps et qui lui pèse de plus en plus. Vivant depuis trente ans avec un homme qu'elle aime mais qui est beaucoup plus âgé qu'elle, elle a toujours été effrayée par l'idée de devoir lui survivre, d'autant plus qu'ils n'ont pas d'enfants. Cet homme a été gravement malade plusieurs fois, mais, jusqu'à ce jour, il est passé entre les gouttes. À présent, il a atteint le seuil des quatre-vingts ans et se porte plutôt bien pour son âge. Cet état satisfaisant, au lieu d'apaiser l'angoisse de sa femme, l'a à la fois exacerbée et transformée. Je l'interroge sur la transformation. Elle me dit qu'elle est hantée, non plus par la menace de la mort, mais par le rétrécissement irrévocable de la durée. Elle évoque la perspective d'un suicide commun, tout en sachant que son époux serait absolument imperméable à ce genre de proposition.

Cette femme est cultivée, elle n'a pas besoin d'entendre de la littérature sur la nécessité d'accepter la brièveté inhérente à la vie la plus longue. Je la questionne sur le contenu de leur vie commune. Celui-ci est heureux, sauf sur un point. Son mari a toujours évité tout échange sur des sujets de fond. Pour elle, il y a un seul sujet de fond : comment fait-on pour survivre seul ? Cet évitement lui est devenu si insupportable qu'elle doute de l'amour de son mari : « S'il est indifférent à mon sort, c'est qu'il ne m'est pas suffisamment attaché. » Je lui demande si, à ses yeux, une existence pleine de sens sauf sur un point n'est pas une existence dont l'heureuse consistance peut nourrir l'âme du survivant jusqu'à sa mort. Je me réfère à Jaspers qui, dans le sillage de Nietzsche, affirme que ce qui a été une fois existe pour toujours. Je sens qu'elle comprend intellectuellement mais que son cœur, quant à lui, n'entend rien.

Je change de sujet en l'invitant à parler de son activité professionnelle. Celle-ci arrive à sa fin et la perspective de la retraite procure à cette femme des sentiments ambivalents. Contente de quitter un métier qu'elle aura exercé pendant trente-huit ans, contente aussi de pouvoir être continuellement près de son mari, contente enfin de pouvoir se consacrer à ce qu'elle aime, elle a cependant peur de quelque chose qu'elle n'arrive pas à identifier. Je lui dis que, peut-être, le fait de vivre continuellement près de celui dont elle craint la mort risque de renforcer en elle l'angoisse présente. Là-dessus, elle me répond que chaque fois que son mari a un léger ennui de santé, elle entre dans une sorte de cauchemar, car elle lui en veut. Je me rends compte que l'angoisse de la mort empêche cette femme de préparer son passage au nouvel âge de la vie qui vient après soixante ans.

Comme, tout au long de cet entretien, je lui fais part de ma propre difficulté à accepter la mort des autres aimés malgré toutes mes lectures philosophiques, s'établit entre nous une relation de proximité existentielle. Cette relation me permet de sentir que cette femme est très sensible aux « signes » que lui envoie ce qu'elle ne sait nommer, hasard ou destin. J'engage le dialogue dans ce sens en lui racontant par quel enchaînement de « signes » j'ai trouvé, puis décidé d'acheter, l'appartement qui me sert de bureau. Encouragée, elle me décrit comment, à chaque étape décisive de sa vie, elle a fait son choix en étant attentive à un signe. Elle me demande si, philosophiquement, il y a une signification. Je réponds par le détour du taoïsme, du principe des correspondances[6]. La voici réconfortée de n'être pas entièrement déraisonnable.

Ne trouvant pas d'autre moyen pour percer l'abcès de son angoisse, je l'invite à faire confiance aux signes qui pourront l'éclairer à ce propos. Elle s'en va, partagée entre le doute et l'espoir. Quelques semaines plus tard, elle revient avec un récit.

Un prétendu ramoneur s'était introduit dans l'appartement pendant que son mari était seul. Invitant celui-ci à rechercher un document, le prétendu ramoneur se mit à se promener dans le salon. Constatant qu'il était en train d'ouvrir une vitrine, son mari le chassa brutalement. À son départ, il s'aperçut du vol d'un bibelot qu'il tenait de sa grand-mère, objet auquel il tenait symboliquement plus que tout. Revenue de son travail, ma cliente constata que l'on avait également volé un objet ayant appartenu à ses parents à elle et qui se trouvait placé juste à côté. Tous deux furent amputés de leurs objets symboliques.

Ma cliente voit un sens à cet épisode. Elle lit cette perte simultanée comme le signe de leur mode de disparition : ensemble, dans les mêmes conditions. Cette lecture, privée de tout fondement rationnel, lui fait faire un bond. Lors de notre échange, elle sort de cette lecture littérale pour aller plus loin dans le symbolique. Elle décode cette amputation symétrique comme le signe que la mort ne les séparerait pas comme elle l'avait pensé. Soudain, la vie vécue ensemble lui apparaît comme la garantie d'une relation indestructible. Son angoisse cède la place à l'acceptation.

Accepter est un acte difficile que seul un individu en relation avec lui-même peut effectuer. Car accepter suppose que l'on mette sa confiance sur quelque chose que rien ne peut nous enlever. Et ce quelque chose, c'est soi, le soi riche du vécu[7].

L'acuité de la question

Une femme de quarante ans vient me voir parce qu'elle a peur de reproduire dans l'entreprise où elle vient d'être engagée le comportement qui l'a fait souffrir dans les deux précédentes. Ce comportement consiste, d'après sa description, à se soumettre sans rien dire aux exigences de ses supérieurs, même si ces exigences lui semblent arbitraires. Elle ajoute qu'elle n'ose pas affirmer à temps son point de vue à ses interlocuteurs. Cette double faiblesse, dit-elle, fait qu'elle n'est pas respectée et qu'au bout d'un certain temps elle se sent prise dans une ratière, sa propre ratière.

Je lui exprime mon admiration pour la clarté avec laquelle elle décrit son cas. Elle me répond que c'est parce qu'elle est en analyse depuis longtemps. Je lui demande ce qu'elle attend de moi qui ne suis pas psy. Elle répond qu'elle vient sur le conseil d'une amie qui a été ma cliente car, avec moi, « on passe à l'action ».

J'en profite pour rattacher cette vertu à l'approche philosophique qui ne s'attarde pas sur les « pourquoi » mais questionne l'individu sur ses « pour quoi », sur ce qu'il vise et sur ce qu'il veut. Elle me dit qu'elle était nulle en philo et s'excuse de ne pas être une intellectuelle. Elle continue en disant que ça recommence chaque fois qu'elle veut améliorer sa situation. Ses propos expriment une mauvaise opinion d'elle-même, une vision dans laquelle elle se complaît cependant.

En l'écoutant, je pense au livre de Paul Watzlawick, *Faites vous-même votre malheur*[8], mais je ne dis rien. En revanche, je lui pose la question suivante : « Voulez-vous vraiment changer ? »

Alors qu'elle a insisté pour prendre un nouveau rendez-vous, cette femme m'envoie un mail pour me dire qu'elle se sent mal, qu'elle hésite à venir, bref qu'elle ne revient pas. Dans ce mail, elle écrit : « Vous m'avez dérangée en me demandant si je souhaite vraiment changer. On est au cœur du sujet. » Formidable preuve de lucidité et de loyauté. Lucidité vaine ou qui agira à son propre rythme ?[9]

La vanité de la feinte

Un directeur informatique vient me consulter sur la recommandation de son directeur des ressources humaines pour son « développement personnel ». Je lui fais aussitôt part de mon aversion pour cette formule et les démarches qui y sont rattachées. « Personnel » renvoie à l'individu dans ce qu'il a de privé et d'intime, alors que l'épanouissement d'un être humain dépend de son inscription dans la communauté humaine. Il se montre aussitôt intéressé par mes critiques et en accord avec moi. C'est un homme intelligent et, à l'évidence, qui excelle en conversations mondaines. Il me répète plusieurs fois qu'il est ravi de travailler avec une philosophe. Je lui demande de me citer des points de lui qu'il désire mieux connaître ou des situations professionnelles qu'il souhaite éclairer. Il exprime le vœu de se cultiver et me demande par quel philosophe commencer. Je sens le glissement, mais en même temps, je ne peux refuser un désir de culture. Je lui donne quelques références et nous prenons rendez-vous pour une prochaine fois.

La fois suivante, il vient en retard, sans s'excuser, et en ayant oublié sa demande de culture et la petite bibliographie que je lui avais proposée. Je lui demande si c'est son comportement habituel en entreprise, auquel cas ses collègues et collaborateurs ne doivent pas plus que moi se sentir respectés. Il me sert une excuse d'ordre personnel, puis me parle de l'infantilisme de son équipe qui cherche à être paternée, ce qu'il ne sait pas faire. Nous faisons une petite trotte sur le terrain du management, mais elle ne donne rien. Mon interlocuteur se lance dans des considérations générales, fort pertinentes certes, mais ne l'engageant nullement.

Je déploie alors mon potentiel limité de ruse pour comprendre, en évitant de poser des questions directes, pourquoi il vient me voir alors qu'à l'évidence, il ne veut pas travailler sur lui-même. Je m'aperçois que, pour lui, qui se vante d'avoir réussi sans être issu d'une grande école, la consultation philosophique que lui offre son entreprise est un faire-valoir. Un faire-valoir creux, puisqu'il ne veut ni se cultiver par la lecture ni avancer sur le chemin de sa vie.

Profitant de l'annulation, à la dernière minute, de sa troisième séance, je lui envoie un courriel corsé pour lui dire que je ne peux travailler avec quelqu'un qui manque de respect sans même s'en rendre compte[10].

Retrouver son centre de gravité ou le fuir

Dans toutes mes consultations, l'utilisation des mots joue un rôle décisif. La précision de leur signification permet de sortir de la confusion, de décrire clairement situations et sentiments, de distinguer situations et sentiments semblables, de comparer, et par voie de conséquence, de se situer, soi, par rapport aux autres et aux choses. À la fois produits pour désigner la réalité et producteurs de réalité, les mots sont notre accès le plus direct aux choses. Ils en discernent les articulations et les nuances. La référence à leurs racines étymologiques donne souvent des clés de compréhension insoupçonnées. Transmettant un sens qui vient du fond des âges, l'étymologie offre un éclairement pour ainsi dire originel qui, trouant les habitudes, ouvre des chemins non encore empruntés. Cet éclairement peut aussi fonctionner comme un signe si, par les voies qu'elle fait apparaître, la racine est en écho avec quelque chose qui vient du fond de l'individu, de ce que Bergson nomme le *moi profond*[11].

La convocation opportune des philosophes est également décisive. Tout individu a du respect pour les philosophes même s'il leur reproche d'être des rêveurs, se moque de leur érudition ou a de mauvais souvenirs de ses cours de philo. Ce respect, qui s'adresse à leur désir de saisir le sens de la vie, est soutenu par l'identification populaire de la philosophie à la sagesse. Quand une vision du monde, une pensée ou une citation interviennent pour éclairer une situation ou soutenir une idée, elles agissent comme des révélateurs. Elles révèlent à l'individu qu'il n'est pas isolé mais situé dans une chaîne historique qui le porte et qu'il porte en lui sans y penser. Elles lui montrent aussi que la situation qu'il vit n'est pas extraordinaire (même si elle est unique), mais fait partie de la condition commune des hommes. Elles lui révèlent enfin qu'il est riche d'idées importantes, contrairement à ce qu'il pense habituellement. Les lumières des philosophes permettent à l'individu d'apprivoiser ce qu'il vit en en prenant la véritable mesure et d'accorder de l'importance à l'activité de sa propre pensée.

L'acceptation de la spontanéité du dialogue est aussi décisive. Le fait de brasser les idées sans se soucier de leur ordre mais en faisant attention à leur formulation crée une liberté qui n'est pourtant pas dépourvue de discipline. À partir du moment où les interlocuteurs sont liés par la volonté de comprendre pour avancer et où la précision des significations est exigée, chacun, protégé en quelque sorte par ce cadre, exprime librement ce qu'il pense. Cette liberté incite à parler à partir de soi et à parler de soi d'une façon non égocentrique, d'une manière que je qualifierais d'anthropocentrique. Ce qui est en jeu, c'est l'humanité telle qu'elle s'exprime à travers chacun d'entre nous. À partir du moment où le consultant philosophe parle de lui et considère ses remarques non comme des vérités mais comme des hypothèses, toute erreur d'interprétation, toute maladresse d'intervention devient, pour celui qui vient consulter, une occasion de découvrir ce qu'il est et ce qu'il pense vraiment. La spontanéité du dialogue naît de la rencontre entre deux individus qui n'ont à partager ni pouvoir ni avoirs mais seulement des expériences et des pensées. La reprise de l'échange dans une synthèse écrite révèle le fil conducteur qui organisait ce fouillis apparent de façon invisible.

Les consultations où l'autre va au plus près de lui-même sont souvent soutenues par des coïncidences significatives. L'individu qui se cherche vraiment ne s'arrête plus aux faits mais est attentif aux événements qui lui font signe. Cette attention créatrice de liens est toujours celle d'une subjectivité qui interprète l'environnement à partir de ses propres préoccupations. Les signes sont toujours personnels et ne sauraient avoir du sens pour un autre. Ils relèvent de la *vérité d'une existence*[12]. La finalité d'une consultation philosophique est d'actualiser ce que l'autre porte en lui, de lui faire découvrir, à travers la précision des mots, les références aux philosophes et la liberté du dialogue, la vérité qu'il *est* lui-même, sa vérité existentielle.

Mais un individu peut fuir cette vérité. Dans ce cas, l'échange se déroule soit au niveau strictement empirique du récit des vécus et de l'expression des ressentis, soit au niveau intellectuel d'une analyse psychologique et sociologique générale, soit, le plus souvent, passe de l'un à l'autre. Or, un tel échange ne saurait constituer une communication philosophique entre deux individus. Si l'individu s'en rend compte lui-même et se déclare incapable ou pas encore à même d'affronter une question de fond le concernant, cette conscience est pleine de promesses. Si l'individu souhaite passer outre à cette conscience, c'est au consultant philosophe de souligner qu'il ne cautionne pas ce dépassement philosophiquement inadmissible.

L'éclairement de Karl Jaspers

« *Toute quête philosophique peut, au sens large, s'appeler éclairement de l'existence.* »[13]

« *Quand, cessant de m'examiner sous l'angle de la psychologie, je n'agis pas néanmoins dans une inconscience naïve, mais à partir de la positivité de mon élan, dans une claire certitude qui, sans me procurer aucune connaissance, fonde mon être profond, alors je décide de ce que je suis.*

Quelque chose s'adresse à moi, à quoi je réponds en mon for intérieur en tant que je suis vraiment moi-même, par l'actualisation de mon être. Mais ce que je suis, ce n'est pas en tant qu'être isolé que j'en prends conscience. La communication dans laquelle je fais l'expérience de moi est à l'opposé du caractère aléatoire et capricieux de ma vie empirique : jamais je ne suis davantage certain d'être moi-même que lorsque je suis pleinement disponible pour autrui, dans la communication. »[14]

« *L'analyse du sujet empirique n'implique pas d'engagement existentiel. En elle chacun se reconnaît, non pas en tant que l'individu qu'il est, mais en tant que moi en général. L'éclairement de l'existence, en revanche, engage, il devient langage pour un être humain qui s'adresse à un autre. Produisant, non des évidences générales, mais des éclairements possibles, il fait apparaître les possibles de l'individu à partir de ses racines et de ses fins inconditionnées.* »[15]

« *L'éclairement de soi s'accomplit de façon exemplaire chez les grands philosophes. Notre éclairement à nous-même s'allume au leur tandis que le flambeau passe de l'un à l'autre. Mais le contact avec l'existence des philosophes ne devient concret qu'à l'instant où le sens de la pensée ne fait qu'un être soi où il se transpose en actualité présente. Philosopher, c'est se mettre à l'épreuve jour après jour. La pensée est l'aiguillon ; manifeste, elle lance un appel.* »[16]

« *La pensée qui éclaire l'existence conduit le sujet individuel, à chaque fois, à une limite où il peut recevoir un appel et effectuer un bond. Ce bond n'est jamais identique, chacun l'accomplit à sa manière, sans qu'il soit possible de généraliser. C'est pourquoi la démarche générale de la pensée n'est qu'une voie d'approche, elle ne préjuge pas de son accomplissement.* »[17]

Personne et philosophie

De l'image au visage

Chaque société définit des modèles de comportement en fonction de son rapport au temps et à l'espace. La nôtre, par exemple, menée par la vitesse des changements et par la rapide substitution d'un produit à un autre, nous imagine sveltes, mobiles, jeunes[18]. À cette modélisation s'ajoute l'image que la société associe au rôle de chacun. En effet, la société organise la production et attribue à chacun un rôle en fonction de son activité professionnelle. Par exemple, un ingénieur traîne l'image du rationaliste borné dépourvu de chaleur, un commercial celle de l'affectif empathique…

À l'intérieur de cette image, chaque entreprise dessine le profil auquel les salariés sont plus ou moins appelés à se conformer. Telle entreprise conditionne pour une allure décontractée, telle autre pour un style bon chic bon genre, une troisième pour une simplicité soignée, etc. Dans le moule de ces images préexistantes se forment nos propres images sur les autres à partir de nos préjugés et de nos premières impressions conjugués. Ce moule conditionne aussi notre propre façon de composer, à notre su ou insu, nos apparences.

Notre première relation à l'autre passe par les images que nous nous faisons l'un de l'autre. Cette perception initiale peut s'installer jusqu'à nous empêcher de reconnaître l'autre dans sa vérité et dans son changement. Mais de l'image que les autres se font de nous, nous sommes au demeurant en partie les compositeurs, puisque, dès que notre condition financière nous le permet, nous choisissons au moins une partie de notre paraître. Ce choix renvoie à l'image que nous souhaitons donner de nous-même.

Nous ne pouvons sortir des apparences. Arendt souligne que venir au monde, c'est y apparaître, et mourir, en disparaître. Cette condition irréductible fait que le choix de la nudité ou de la simplicité extrême crée lui-même un paraître. Mais on peut transformer la nécessité d'apparaître en prison. L'enfermement dans l'image constitue une sorte de *huis clos*. *L'enfer*, c'est cet emprisonnement que nous nous infligeons mutuellement les uns aux autres, faute d'aller au-delà de l'image.

Il est actuellement beaucoup question d'image de soi, de la représentation que chacun a de lui-même. Il existe même des formations qui visent l'amélioration de cette perception subjective de soi. Je crois que l'insistance sur l'image, dans une culture où ce qui s'adresse au sens de la vue l'emporte sur ce qui concerne les autres sens, n'aide pas beaucoup à sortir de l'enclos des représentations figées et figeantes. En revanche, l'attention au visage permet de saisir l'autre dans son altérité.

Dans notre relation aux autres, il nous faut quitter Sartre pour Levinas. Très sensible à notre peur naturelle face à l'inconnu de l'autre, Levinas nous invite à regarder le visage de celui-ci. De voir, en le visible de l'autre[19], l'expression de sa singularité radicale, irremplaçable, mouvante, émouvante. Cette vision traverse les préjugés culturels, sociaux et personnels. Elle nous fait rencontrer l'autre. Rencontrer, c'est aller à l'encontre, soutenir le face-à-face, accueillir une liberté, s'attendre à l'imprévu, affronter le risque d'être tué[20].

Le premier acte du consultant philosophe dans sa relation à son interlocuteur est de passer de l'image au visage. Ce passage se réalise par l'engagement dans une communication sincère où chacun se déleste de son envie de paraître autre que ce qu'il est. Ainsi, le face-à-face cesse d'être un combat ou un débat pour devenir une rencontre. Si la rencontre n'a pas lieu, la consultation philosophique ne peut pas être.

Du clos à l'ouvert

Enracinée dans la rencontre et nourrie par elle, la consultation philosophique opère l'ouverture des êtres à travers un rapport particulier au langage. Par-delà la conceptualisation que permet l'usage juste des mots, le langage est utilisé comme un vecteur de symboles et non comme un ensemble de signes conventionnels.

Vecteur de symboles, le langage l'est de diverses façons. Rattachés à des racines étymologiques, les mots d'une langue recèlent une signification radicale qui nous éclaire au présent. Cristallisation de toute une culture, les mots de la langue traduisent les métamorphoses de la signification initiale à travers les âges. Par ce noyau qui les extrait de la banalité de leur usage courant, les mots ouvrent un chemin inédit de compréhension. Souvent, le cœur du mot permet à l'interlocuteur du consultant de faire, soudain, une distinction qui l'illumine.

Jaspers relie le mystère du langage à ses potentialités symboliques. Production humaine qui évolue à travers l'histoire, une langue recèle les possibilités humaines et l'épaisseur de l'histoire. En ce sens, toute langue est *origine*, source vive contenant les possibilités infinies de l'être et révélant à l'individu les possibilités de liberté de son existence. En devenant symbole pour un individu qui cherche à éclairer son existence, le mot permet à celui-ci de traverser, pour ainsi dire, verticalement, sa réalité[21].

L'échange parlé entre deux individus, libérés de leur souci de paraître, et l'attention au langage comme porteur de possibilités, ouvrent la voie à la pensée symbolique. L'individu qui cherche à éclairer sa situation devient attentif à tout ce qui peut lui signifier personnellement quelque chose. Très souvent, il se passe quelque chose, en lien avec la consultation philosophique, qui confirme à l'individu ce qu'il est vraiment ou ce qu'il doit faire[22]. La fonction symbolique du langage verbal, associée à une nouvelle orientation de l'attention aux choses, permet à l'individu qui cherche à éclairer sa situation de lire le monde extérieur comme un langage qui lui est adressé.

Nous sommes ici aux antipodes de la superstition. Celle-ci présuppose la signification préétablie de certains assemblages et fige l'esprit dans un préjugé. Ainsi, le superstitieux ne passe jamais sous une échelle pour ne pas attirer le malheur. La lecture symbolique du monde part d'un questionnement ouvert sur soi et laisse les événements répondre à leur manière. Le sens surgit de la rencontre entre la volonté d'avancer d'un sujet et l'inscription de cette volonté dans un monde où tout est interdépendant.

Ce monde est le monde de la vie, non plus dans le sens husserlien, mais dans le sens bergsonien. Lorsqu'un individu se concentre sur lui-même pour avancer, il se relie à son *moi profond* et ouvre les vannes de son *intuition*. Sa conscience individuelle est ainsi branchée sur l'*élan vital* qui, depuis l'apparition de la vie, combat l'inertie de la matière et se fraye ses chemins en créant des formes nouvelles, des solutions inédites. En communication – ou plutôt en communion – avec le courant de la vie, l'individu voit ce qu'il n'avait guère la possibilité d'apercevoir tant qu'il était distrait par les sollicitations de son moi social et les préoccupations utilitaires du quotidien.

En même temps, agissant à partir de ce qu'il a d'absolument unique, l'individu est dans le mouvement de sa propre liberté. « Nous sommes libres quand nos actes émanent de notre personnalité tout entière, quand ils l'expriment, quand ils ont avec elle cette indéfinissable ressemblance qu'on trouve parfois entre l'œuvre et l'artiste[23]. » Je suis tentée de dire que, provisoirement libéré des contraintes du paraître et de l'utile, l'individu repère dans son environnement ce qui, fondamentalement, lui ressemble et ce qui, actuellement, lui fait signe[24].

La rencontre avec l'autre, la rencontre de l'autre à travers les trésors déposés dans la langue et l'écho qu'il y trouve hors du champ de la consultation opèrent imprévisiblement le passage du *clos* à l'*ouvert*, de ce qui tourne le dos au changement à ce qui le prépare.

La communication joyeuse des inconscients

La communication entre le consultant philosophe et son interlocuteur est étrangère tant au souci de l'image qu'au désir de dominer. Ce détachement par rapport au paraître et à la puissance fonde son authenticité. La communication entre le consultant philosophe et son interlocuteur est, en même temps, alimentée par le choix réciproque d'avancer. Ce choix place la communication dans la vie et dans l'action. La vie et l'action « regardent toujours en avant »[25].

Par la nature du lien et par l'orientation de l'attention, la communication philosophique, bien qu'ayant lieu à travers le langage verbal, met en relation deux personnes dont l'être déborde ce qui peut être mis en mots. Ce qui se dérobe aux mots, c'est ce fonds d'énergie et de symboles personnels dans lequel chacun d'entre nous puise quand il espère et quand il craint. Ce fonds est inconscient. Je reprends ici la distinction de Jaspers entre un inconscient *à jamais obscur* et un inconscient qui est *germe de l'esprit*[26]. L'inconscient qui entre en jeu dans la communication philosophique n'est pas le dépôt du refoulé mais le dépôt de la singularité individuelle en son lien avec l'existence[27].

Je suis tentée de qualifier cet inconscient de spirituel. L'esprit est plus vaste que la conscience. La conscience identifie les significations qui nous permettent de faire face à la situation présente, l'esprit donne un sens tout à fait personnel à nos orientations. La conscience est, pour ainsi dire, le point d'insertion de notre esprit dans le réel présent, pendant que l'esprit est notre ancrage dans un tout qui nous déborde de toutes parts en nous englobant.

La communication des inconscients produit une alchimie créatrice. Il arrive que, cherchant un éclairement, le consultant philosophe et son interlocuteur piétinent. Il m'arrive souvent d'appeler la vie à mon secours, tant je me sens à sec pour trouver la « formule magique » – l'étymologie, la référence, la question opportunes. Et, à chaque fois, imprévisiblement, en plein milieu d'une conversation qui s'enlise ou au seuil de la porte, le sésame qui ouvre les portes surgit soudain.

Tantôt je m'entends faire une distinction, évoquer la racine d'un mot, poser une question qui nous porte à franchir soudain un seuil. Tantôt c'est mon interlocuteur qui trouve et nous bondissons alors de joie. Il ne s'agit pas de satisfaction intellectuelle ou de plaisir dû au sentiment d'une connivence. Il s'agit de ce sentiment qui atteste que la vie a réussi. « La joie annonce toujours que la vie a réussi, qu'elle a gagné du terrain, qu'elle a remporté une victoire… », note Bergson[28]. Une consultation philosophique est fondamentalement joyeuse, même si les situations évoquées sont pénibles.

Ce trait joyeux est peut-être le signe extérieur de la différence qui sépare la consultation philosophique de la psychothérapie où l'autre vient avec une souffrance qui l'empêche de vivre.

Coaching et consultation philosophique

La vague du coaching, que les organismes de formations certifiantes n'ont cessé de faire grossir, s'est manifestée en Europe parallèlement à l'ouverture des cabinets de philosophie[29]. Bien des coachs se réfèrent à Socrate, soutenant que leur posture n'est pas le conseil mais le questionnement qui accouche l'autre de ce qu'il est et de ses propres idées. Ceux qui interviennent en entreprise soutiennent que cet accompagnement questionnant, en développant personnellement le coaché, lui permet d'être plus à l'aise et plus efficace dans l'exercice de ses fonctions. L'efficacité professionnelle est bien la finalité de cette démarche de développement personnel.

Dans l'accompagnement d'une personne, le facteur décisif est la valeur de l'accompagnateur. Cette valeur est composée de bienveillance, de générosité, d'intelligence des situations et de discernement. Ces qualités ne s'apprennent pas en formation. Un coach brillamment certifié peut être aussi mauvais coach qu'un agrégé de premier rang peut être mauvais professeur de philosophie. L'importance accordée à la formation par certaines entreprises me paraît répondre au besoin de se rassurer et de se couvrir des passeurs de commande plutôt qu'à une réelle exigence. Les organismes de formation au coaching, vecteurs de ce préjugé, en profitent largement.

Formé, le coach a fait quelques stages de programmation neurolinguistique, d'analyse transactionnelle et/ou de thérapie systémique. Il a appris lui-même à se servir de tests et à avoir dans ses mallettes quelques outils pour supporter pédagogiquement son interlocuteur dans l'exploration de ses leviers et de ses freins. Par-delà ces subterfuges, ce qui forme le coach, c'est bien plutôt son expérience professionnelle et l'aventure de sa propre vie. La plupart du temps, ce qui aide durant les formations au coaching, c'est de mener un réel travail sur soi.

Ce qui distingue, à mon avis, le consultant philosophe du coach c'est sa fréquentation des grands philosophes et une culture générale authentique. Le premier lien, construit au fil de la durée et non de quelques semaines de stage, lui donne une épaisseur et une ouverture particulières. Son soutien et son fonds coïncident avec ce foisonnement de différentes visions du monde et de l'homme qui, en tricotant l'histoire de notre culture, éclairent notre présent. Son aptitude à écouter, et à repérer rapidement sans l'évaluer la représentation du monde de son interlocuteur, lui vient de la lecture patiente de textes riches et difficiles. Sa capacité de compréhension systémique puise sa source dans la complexité constitutive de chaque grande philosophie, qui vise la compréhension globale du réel.

Celui qui s'est nourri aux grands ne peut lire les manuels destinés à fournir des résumés et des techniques. Celui qui est nourri aux grands constate la distance qui le sépare de la grandeur et éprouve un sentiment de sincère humilité. Allergique aux *digests* et aux recettes, il a par contre conscience des limites de sa propre culture et ne cesse de se cultiver. Aujourd'hui, la culture philosophique suppose la connaissance approfondie de la révolution freudienne et de ses suites. Elle enveloppe les apports des sciences humaines et les réflexions que les scientifiques d'exception proposent à ceux qui ne sont pas de leur spécialité.

Celui qui fréquente les penseurs décisifs apprend aussi à les questionner à partir des problèmes d'actualité et à partir de lui-même. Son attitude à l'égard des textes ressemble à celle du talmudiste qui actualise infatigablement le message biblique. Aussi, son attitude n'est pas celle de la neutralité, mais au contraire, celle de l'interprétation qui se sait subjective. Dans son rapport avec l'autre qui le consulte, le philosophe consultant ne met donc pas entre parenthèses ses idées et ses sentiments. Il les présente comme des points de vue et des points de vie permettant à autrui de découvrir ou de se forger, par frottement et comparaison, son point de vue et son point de vie.

La relation établie dans la consultation philosophique est amicale. Le désir de comprendre en est moteur. La confrontation des idées, l'exposition de soi dans une communication authentique et l'entraînement réciproque au discernement en sont les ciments.

1. C'est l'appellation usuellement employée dans laquelle je ne me reconnais pas, et je le dis. Du coup, la plupart de mes clients soit ne me nomment pas, soit m'appellent « philo coach » ou « *life coach* ».
2. Comme il est impossible de relater un parcours en entier, je présente ici simplement quelques fragments de consultations, permettant chacune d'éclairer un aspect de son exercice.
3. C. G. Jung, « Le devenir de la personnalité » et « Au solstice de la vie », in *Problèmes de l'âme moderne*.
4. Cette consultation a duré quatre fois deux heures.
5. Cette consultation a duré six fois deux heures.
6. Conception selon laquelle la coïncidence de deux faits, sans lien causal entre eux, devient significative pour celui qui est en quête de sa voie.
7. Cette consultation a duré cinq fois deux heures.
8. Il s'agit d'une parodie des livres de conseils pratiques, cf. bibliographie.
9. La séance a duré deux heures.
10. La consultation interrompue a duré deux fois deux heures. Au lieu d'envoyer ma note d'honoraires à l'entreprise, je l'ai adressée au directeur qui n'a pas rechigné pour la régler. Je trouvais inadmissible que l'entreprise paye pour lui et étais prête à ne pas être payée du tout.
11. Ce moi n'a rien à voir avec l'inconscient freudien : il coïncide avec notre personnalité absolument unique, foyer générateur de notre liberté.
12. K. Jaspers, *Philosophie*, p. 206.
13. *Ibid.*, p. 25.
14. *Ibid.*, p. 12.
15. *Ibid.*, p. 24.
16. *Ibid.*, p. 519.
17. *Ibid.*, p. 42.
18. La progression de l'obésité pourrait être lue comme l'image inversée de la sveltesse ou comme une protestation symbolique contre celle-ci.
19. « Visage » est de même racine que « visible » : le visage est ce qui se voit, ce par quoi nous sommes vus.
20. Cf. *Totalité et infini*, p. 203-242. Cf. également K. Jaspers, *Philosophie*, p. 730-732.

21. *Philosophie*, p. 725.
22. Ainsi l'homme qui rencontre la petite fille en sortant de mon bureau, p. 19 à 21. Ainsi la femme qui interprète le vol des alliances, p. 42 à 45. Ainsi l'homme qui désire se laisser moins dévorer par son travail mais n'y arrive pas, à qui je dis, de façon anodine, « avec la nouvelle année, il faudra lever le pied » et qui, en se levant pour aller au travail après ses congés, se tord la cheville.
23. *Les données immédiates de la conscience*, p. 113 ; cf. également p. 109 et *sqq*.
24. Il est sans doute audacieux de penser à Bergson, si critique à l'égard du langage des mots, au moment même où j'attribue à celui-ci le pouvoir de traverser verticalement une existence pour la réveiller à sa vérité. Mais je suis convaincue que les philosophes, aussi divergents soient-ils dans leurs représentations respectives des choses, sont absolument complémentaires quand nous cherchons un éclairement pour avancer sur le chemin de la vie.
25. « Fantômes de vivants et recherche psychique », in *L'énergie spirituelle*, p. 872.
26. *Origine et sens de l'histoire*, p. 345-346.
27. Même si le coaching a été introduit en France dans les années 1980, en 1994, les quelques coachs alors rencontrés en entreprise se qualifiaient de pionniers. Ils se référaient surtout à Vincent Lenhardt.
28. « La conscience et la vie », in *L'énergie spirituelle*, p. 832.
29. Le coaching est introduit en Europe dans les années 1980, alors que Gerd Achenbach fonde le premier cabinet de philosophie en Allemagne en 1981. Cette coïncidence mérite attention. Elle signale sans doute conjointement la présence d'un besoin et la fin du monopole des psy dans l'accompagnement individuel.

III. Consultation philosophique et mondes de l'entreprise

Parmi mes premiers et très rares clients, un directeur des ressources humaines a compté de façon décisive. Cet homme bien ancré dans son métier est venu me consulter par curiosité. Son problème était d'avoir investi sans succès dans une formation au management centrée sur la délégation. Ne comprenant pas le sens de la délégation dans le cadre d'une entreprise, je lui demandai : « La délégation, c'est quoi ? » Interprétant ma question comme une réaction professionnelle, il répliqua : « Excellente question, nous ne la posons jamais en entreprise ! » Je lui demandai alors comment on pouvait former des gens à quelque chose dont on n'avait pas élucidé la signification. Il me répondit qu'en entreprise, on passait aussitôt au « comment ».

Mon souhait de voir fonctionner une entreprise s'est, par fortune, très vite réalisé. Le PDG d'une grande entreprise me proposa d'explorer bénévolement son industrie, et de lui faire part de mon ressenti. Cette expérience marqua le commencement de ma pratique de la consultation philosophique en entreprise. Des professeurs de philosophie s'indignèrent :

« Mais c'est se salir les mains ! Ce n'est pas de la vraie philosophie ! » J'ai attendu d'avoir quelques années d'expérience pour tenter de répondre à ce genre d'observations.

Récits de consultations
Le sens de la culture
Allant me présenter au directeur des ressources humaines d'une industrie d'équipements électriques, je me trouvai face à cette réaction inespérée : « Nous avions justement besoin d'un philosophe ! » Cette entreprise familiale avait connu une croissance interne et externe exceptionnelle en l'espace de quelques années. Elle était passée de cinq cents à quatre mille salariés, d'une usine de production à six sur son principal site, et d'une situation géographique exclusivement franco-allemande à une présence sur plusieurs continents. Elle devait son succès à l'ingéniosité de ses fondateurs, à l'esprit entrepreneurial et à la détermination de son directeur général, au professionnalisme de ses salariés et à l'attachement de tous à certaines valeurs. Son changement de taille posait cependant certains problèmes dont le directeur des ressources humaines souhaitait anticiper les effets. Dans ce but, il avait demandé à son équipe d'élaborer un questionnaire-baromètre et de l'adresser à l'ensemble des salariés. Les questions portaient autant sur les conditions de travail, sur les services des ressources humaines (rémunération, formation,

évolution professionnelle, recrutement, etc.) que sur les valeurs de l'entreprise.

Presque tous les salariés, tous niveaux confondus, y avaient répondu. Ils avaient même rempli la rubrique « observations » suivie d'une page blanche, à la fin du document. Lors du traitement du questionnaire, l'équipe des ressources humaines a été prise de court par deux données. La première concernait la question sur les valeurs de l'entreprise. Un très grand nombre y répondait soit par des valeurs qui ne correspondaient pas à celles énoncées par la direction, soit par des points d'interrogation. La deuxième donnée concernait les remarques inattendues qui noircissaient les pages blanches.

Le recours au philosophe pouvait les aider à y voir clair. Je m'informai d'abord sur les fameuses « valeurs » : « solidarité », « responsabilité », « enthousiasme », « professionnalisme » étaient les mots d'ordre de la direction. Je dépouillai ensuite les retours du questionnaire en m'attelant aux observations libres. Parmi ces observations, deux étaient, en effet, embarrassantes. Les ouvrières demandaient des « formations culturelles ». Les cadres mettaient en doute le nouveau système de « classification ».

Spontanément, je proposai une enquête sur la culture de l'entreprise. Pas de questionnaire préfabriqué, mais seulement des échanges menés avec des collaborateurs de tous niveaux, tantôt individuellement, tantôt en groupe. L'objectif de ces échanges était de clarifier certains points. Les pôles de ces échanges étaient multiples : un pôle « valeurs », commun à tous ; un pôle « formation culturelle », pour les ouvrières ; un pôle « reconnaissance », pour les cadres. La direction des ressources humaines annonça une enquête qualitative menée par une philosophe. À chaque début d'entretien, je précisais que la philosophie, appliquée au travail, consistait à réfléchir pour agir : à faire la clarté en définissant le sens des mots et en vérifiant si les mots utilisés correspondaient aux réalités ; à relever ce qui n'allait pas en l'illustrant ; et à chercher ensemble comment faire mieux en s'engageant à le faire. En début d'entretien, j'annonçai également qu'une synthèse orale ou écrite des entretiens serait présentée à tous ceux qui avaient participé aux échanges pour qu'ils puissent corriger et compléter ce que j'aurais compris.

Les dialogues sur les valeurs commencèrent par la question : « Qu'est-ce qu'une valeur ? » Ils se poursuivirent avec la définition des quatre « valeurs » : « Que signifient la solidarité, la responsabilité, l'enthousiasme et le professionnalisme ? » Enfin, ils s'achevèrent par la question : « Dans les faits, c'est comment ? » La définition philosophique de la valeur plaça l'enthousiasme et le professionnalisme hors du champ des valeurs. L'appel à la définition des notions révéla dans un premier temps les représentations des gens. La perception de la solidarité comme entraide humaine et non comme esprit de coopération et partage des intérêts indiqua une montée de l'individualisme. La perception de la responsabilité comme devoir de ne pas se tromper s'avéra trop étroite et souvent teintée de culpabilité. L'analyse conceptuelle dévoila, dans un deuxième temps, la nécessité de passer à des idées plus précises et de se placer, à partir de là, dans le contexte professionnel. Par exemple, la définition de la solidarité comme participation à l'intérêt commun permettait aux ouvrières de comprendre la prise en compte des résultats du travail de l'équipe dans la rémunération. Dès lors, comment articuler récompenses individuelles et récompenses d'équipe ?

Les dialogues relatifs aux « formations culturelles » commencèrent par la question : « Qu'est-ce que la culture ? » La réponse des ouvrières toucha le cœur du sujet : « La culture, c'est faire les liens. » La référence au journal télévisé donna le contre-exemple : « Quand tout est haché, on ne comprend plus rien. Quand tout disparaît si vite, on ne comprend rien. » Je demandai : « Que souhaitez-vous avant tout comprendre par rapport à votre entreprise ? ». Elles répondirent : « Depuis qu'il y a plusieurs usines et qu'on s'étend dans le monde, on sait plus où l'on est quand on travaille ! » En somme, ces opératrices appelaient « culture » ce qui permet de relier, de se situer, de comprendre et de se comprendre.

Ces réflexions me firent penser à Edgar Morin et je le citai. Cette référence fit briller les yeux. Les ouvrières découvrirent que leur pensée rencontrait celle d'un auteur contemporain. Nous cheminâmes à grands pas vers la conclusion. Une formation culturelle permettrait à chaque ouvrière de se situer au sein de cette entreprise qui, croissant et s'étendant à une vitesse extrême, était devenue une inconnue[1].

L'enquête, puis la discussion autour de mes synthèses, fournirent un matériau extrêmement riche dont s'empara l'équipe des ressources humaines pour le décliner en actions. J'en cite quelques-unes. Une présentation de l'entreprise aux ouvriers, faite par des cadres aux métiers différents et soutenue par une vidéo sur les différents lieux de l'entreprise dans le monde, a été intégrée dans la formation nommée « cycle industriel » déjà existante. Le constat de l'écart entre la représentation que les salariés avaient des valeurs et celle de la direction générale enseigna à celle-ci la nécessité de construire un nouveau sens et de communiquer clairement sur celui-ci. La contestation de l'enthousiasme comme valeur et l'accord de tous sur l'impossibilité de faire d'un sentiment un but à atteindre obligea à repenser la question de la motivation. Celle-ci était sur le point de vaciller au niveau de toutes les populations pour des raisons différentes, qui convergeaient sur un point : là où le sens se perd la motivation s'érode[2].

Prendre au sérieux personnes et besoins

Le directeur des ressources humaines a voulu prévenir une éventuelle crise en sollicitant le personnel – sa volonté était associée à la détermination de se confronter à la réalité. La réalité, telle qu'elle est remontée à travers le questionnaire, a été acceptée – la représentation des gens a été respectée. Dans ces conditions favorables, l'intervention d'un philosophe qui propose le dialogue a été appréciée – l'appel à un consultant philosophe pour compléter le baromètre a même créé un pont original entre la direction et les salariés.

Le choix des thèmes abordés dans les échanges a tenu compte autant des remarques des salariés que des préoccupations de la direction des ressources humaines – des points d'articulation naturels ont été esquissés. Le principe de clarté, posé au départ avec l'exigence de définir les mots importants, a porté chacun à s'interroger sérieusement sur la colonne vertébrale de cette entreprise – à revenir à la culture fondatrice pour l'interroger. Le principe d'ouverture posé, dès le début, par l'annonce d'une synthèse ouverte aux critiques et aux compléments a montré qu'il ne s'agissait pas d'un audit mais d'une relation vivante. Le principe d'égalité, communiqué d'emblée et consistant à aborder les personnes de niveaux hiérarchiques différents avec la même méthode, a recréé des passerelles là où, en raison de la croissance interne, les liens étaient relâchés ou les ponts rompus.

La rédaction d'un document de synthèse utilisant la langue commune et non le jargon de l'entreprise a permis aux responsables des ressources humaines de voir les choses sans écran – elle a posé des mots qui ouvrent les choses. La communication orale des résultats de l'enquête aux participants par groupes hiérarchiquement mélangés a fourni une occasion de dialogue inhabituelle et fertile – le premier matériau s'est précisé et enrichi. La restitution aux gens des fruits de leur travail a satisfait leur besoin de reconnaissance – ils se sont sentis respectés en tant que sujets pensants. La déclinaison progressive des besoins en actions par la direction des ressources humaines philosophiquement accompagnée a réduit ou supprimé certains dysfonctionnements – elle a surtout montré que les salariés pouvaient être les acteurs de l'amélioration de la vie en entreprise.

La spontanéité des entretiens a rendu l'approche philosophique rapidement familière – les « bêtises », les « digressions », les « glissements » étaient autorisés car le respect du fil conducteur nous ramenait immanquablement à notre thème. La référence à des philosophes chaque fois qu'une idée venant des salariés le permettait leur a donné confiance en leur intelligence – elle a aussi servi de confirmation et de consolidation à toute idée pertinente. Le mélange de spontanéité et de rigueur a créé un climat de légèreté sérieuse qui a rendu les moments passés ensemble vraiment plaisants

– l'expérience d'une philosophie joyeuse en a arraché plus d'un à l'impression, formée en terminale, que la philosophie était ennuyeuse et inutile.

L'éclairement d'Edgar Morin

« Ce que devrait aujourd'hui signifier "être cultivé", c'est ne pas être enfermé dans sa spécialisation, ni se satisfaire d'idées générales jamais soumises à examen critique parce que non raccordables aux connaissances particulières et concrètes. C'est être capable de situer les informations et les savoirs dans le contexte qui éclaire leur sens ; c'est être capable de les situer dans la réalité globale dont ils font partie ; c'est être capable d'exercer une pensée qui, comme disait Pascal, nourrit les connaissances des parties des connaissances du tout, et les connaissances du tout des connaissances des parties. C'est, du coup, être capable d'anticiper, non pas certes de prédire, mais d'envisager les possibilités, les risques et les chances. La culture est, en somme, ce qui aide l'esprit à contextualiser, globaliser et anticiper.

La culture n'est pas accumulative, elle est auto-organisatrice, elle saisit les informations principales, sélectionne les problèmes principaux, dispose des principes d'intelligibilité capables de saisir les nœuds stratégiques du savoir. L'aveuglement des esprits parcellaires et unidimensionnels tient à leur défaut de culture. Ces aveugles veulent convaincre qu'il n'est plus possible d'être cultivé aujourd'hui comme sous la Renaissance, ou honnête homme comme au XVIIe siècle, alors que Goethe, Marx, Freud, Koestler, Popper, Paz, Eco, Castoriadis nous montrent que les esprits polyvalents sont possibles au XIXe et au XXe siècle.

Certes, la culture ne peut être que lacunaire et trouée, inachevée et changeante. Elle doit sans cesse intégrer le nouveau à l'ancien, l'ancien au nouveau. D'où la nécessité vitale de principes à la fois organisateurs et critiques de la connaissance pour contextualiser, globaliser, anticiper. J'essaie d'être cultivé, m'intéressant non seulement aux grands écrits de la littérature, mais aussi à mille détails qui tissent la vie au quotidien... J'ai toujours vu et je vois toujours des gens de compétences diverses et d'opinions opposées, ce qui me permet de connaître et d'examiner sans cesse la multiplicité des points de vue. Je butine toujours dans mille fleurs dont je me nourris, j'essaie de rassembler l'épars.

Ma culture s'est nourrie à ma vie et ma vie s'est nourrie de ma culture. »[3]

Le courage de la responsabilité

Le directeur d'une unité industrielle est promu directeur général de la filiale française du groupe, filiale qui compte trois mille salariés. Héritant de l'équipe de son prédécesseur, il souhaite jauger rapidement la capacité de franchise et de décision de ses collaborateurs. Il s'agit d'un homme de quarante-deux ans, lucide, pragmatique et ambitieux. Il a l'idée d'organiser un séminaire de deux jours pour faire connaissance avec cette équipe, mais il doute de l'opportunité d'un « team building » que plusieurs consultants lui proposent. Piqué dans sa curiosité par mon métier de consultant philosophe, il me demande de lui faire une proposition d'un autre genre. Compte tenu de son souhait, je propose une réflexion sur le thème : « Qu'est-ce que diriger ? » Je lui indique que ce séminaire a, à mes yeux, une finalité manifeste et une finalité cachée. La finalité manifeste est de faire accoucher le comité de direction de son mode de fonctionnement. La finalité non dite est de tester, à travers la représentation que chacun a de l'acte de diriger, son aptitude à épauler le directeur général. Aussi, ce séminaire sera suivi d'un long échange avec le directeur, un « débriefing » comme on dit.

Comme à l'accoutumée pour ce genre d'intervention, je ne prépare pas d'exposé préalable. Je présente d'emblée la finalité du travail et la démarche philosophique : confrontation des points de vue avec l'obligation de définir, de parler de façon intelligible aux autres, d'accepter de faire et de recevoir des critiques, tout cela pour qu'ils créent, ensemble, un sens commun. Je sens aussitôt que certains accrochent réellement alors que d'autres suivent seulement pour faire plaisir au nouveau chef. Mais pluie du matin n'effraie pas le pèlerin, au contraire. La perception des attitudes entre dans la finalité cachée de mon travail. Je me présente également comme quelqu'un qui ne craint pas de dire une bêtise ou de se tromper, et qui compte sur les individus membres du comité de direction pour être reprise, corrigée, défiée – « challengée » comme on dit en entreprise.

Le dialogue amène rapidement les thèmes du pouvoir et de la décision. Diriger, c'est détenir statutairement le pouvoir de décider du fil directeur des actions d'un collectif. Mais qui décide ? Est-ce le chef, est-ce l'équipe de direction collégialement ? Toutes les décisions sont-elles du même ordre ? En est-il qui sont stratégiques, d'autres opérationnelles ? Quelles sont les marges de direction stratégique d'une filiale ? J'invite les participants à illustrer leurs questions d'exemples. Ainsi, au fil de l'échange, apparaît cette entreprise-là, que je ne connais pas et que je découvre à travers leurs propos. Au fur et à mesure que définitions et clarifications affluent, je note les idées fortes sur le tableau en faisant des phrases – en reproduisant les phrases pertinentes et en reformulant les bonnes idées maladroitement exprimées.

En début d'après-midi, nous disposons d'un matériau philosophiquement riche. Je demande alors à chacun de dire comment il se représente son rôle de membre de ce comité de direction. L'exercice est instructif. À la façon dont chacun se décrit, on sent qui a le courage de dire son avis, qui préfère exécuter et se taire, qui usera de ruses pour arriver à ses fins, qui a envie de travailler avec ce chef-là, qui cherche à flatter, qui regrette le passé. Sans jamais porter de jugement de valeur, je cherche le concept ou la formule qui exprime le mieux ce que dit chacun. Dans ce travail, je suis d'ailleurs formidablement aidée par le directeur et trois de ses collaborateurs. Entraînés par la démarche de clarification et de discernement philosophiques, ils excellent en questions, idées et illustrations pertinentes. Le soir, nous disposons d'une sorte de cartographie des rapports à la décision.

Le lendemain, c'est le directeur général qui ouvre la séance. Il demande à son équipe de s'exprimer sur le rôle qu'elle souhaite voir jouer à ce comité de direction à l'intérieur de cette entreprise. Apparaissent alors les traits de la culture de l'entreprise, comme le non-dit, la langue de bois, la tactique de l'évitement. Je reprends la main sur le thème imprévu du lien entre diriger et savoir dire les choses. Imprévisiblement, certains évoquent la vertu du courage et le principe de responsabilité. Je mets en relief l'obligation de responsabilité au sens humain et j'inscris le courage de dire dans la responsabilité du dirigeant. Comme certains se taisent, je les invite à mettre en pratique le devoir de dire. Et comme il ne sert à rien de parler dans l'abstrait, je les invite à s'exprimer, l'un après l'autre, sur les engagements qu'ils sont prêts à prendre les uns envers les autres et envers l'unité qu'ils ont à diriger. Le séminaire aboutit à l'ébauche d'une charte des engagements réciproques que je me charge de mieux formuler après le séminaire et de leur envoyer pour correction et complément.

La journée s'achève sur une improvisation philosophique. Le directeur général me demande d'exposer ce que la philosophie nous apprend sur la décision et sur la responsabilité[4].

S'engager en engageant sa pensée

Le directeur général a d'emblée privilégié la réflexion sur les techniques de construction d'équipe – il a pensé qu'il irait ainsi plus vite à l'essentiel. Il a fait appel à moi à la fois comme médiatrice pour la réflexion et observatrice des attitudes – il a fait confiance à mon expérience de philosophe et à mon intuition d'être humain. Soutenue par le directeur, et préparée avec lui, mon intervention avait d'emblée beaucoup de chances de son côté – je pouvais, tout le long du séminaire, compter sur le commanditaire pour rectifier le tir.

Le choix du détour – « Qu'est-ce que diriger veut dire ? » – a situé la rencontre au niveau philosophique – chacun a été interpellé dans sa faculté de réfléchir sur un thème d'intérêt commun. Le choix du détour a, dans un premier temps, protégé les individus de la nécessité de livrer quelque chose d'eux-mêmes – en fait, chacun a été sollicité pour livrer sa représentation du monde à travers les thèmes de la direction, du pouvoir et de la décision. En assurant cette protection, le détour a permis le libre-échange – seul moyen de faire vraiment connaissance. Le libre-échange a également permis de soulever des questions de fond sur la marge de manœuvre d'une filiale – apprécier la part d'autonomie d'une unité est chose importante.

Ce premier temps de détour a créé le climat de confiance qui a rendu possible des questions plus personnelles – il a permis à chacun d'exprimer son propre rapport à la décision. Le passage du général au personnel a, à son tour, donné l'occasion d'une réflexion sur le commun – le commun, en l'occurrence, est une entreprise avec les particularités de sa culture. L'évocation de la culture commune à travers ce qui était jugé comme un travers a permis aux membres du comité de comprendre l'importance du franc-parler au regard de leur nouveau directeur – le ton de la communication souhaitée a été donné. Le franc-parler a été repéré comme un vecteur d'efficacité et non comme une vertu morale – ainsi identifiée, la franchise a pu conduire à la définition de certains engagements.

La clôture du séminaire par un point philo a mis en relief la difficulté de l'acte de diriger. Le fait de connaître la complexité de ce qu'il doit accomplir et de savoir que cette complexité a été prise en compte par de grands esprits apporte simultanément à l'individu un éclairement et un réconfort. Il est encouragé à entreprendre ou à poursuivre une tâche dont il a lui-même mis en perspective l'importance et qui, dans sa situation professionnelle actuelle, compte pour lui. La soumission d'un brouillon de charte à partir des engagements évoqués a permis aux participants de reprendre à tête reposée la question de leur mode de fonctionnement.

L'éclairement d'Hans Jonas[5]

« Hans Jonas est le premier philosophe à s'intéresser aux chefs d'entreprise et, plus largement, aux entreprises. S'il le fait, c'est parce que les problèmes posés à l'humanité par ses progrès technologiques prométhéens impliquent, pour la première fois dans l'histoire, tous les domaines de l'expérience humaine dans une interdépendance inextricable. Acteur dans un domaine qui prend aujourd'hui le pas sur les autres, le chef d'entreprise a dorénavant la responsabilité éthique de décider en prenant en compte les conséquences éventuelles de ses choix sur l'environnement et sur les générations futures. Ce philosophe allemand de la deuxième moitié du XXᵉ siècle somme tous ceux qui, par leurs fonctions, ont un impact direct sur le devenir de l'humanité d'exercer conjointement leur vigilance et leur responsabilité. Philosophiquement, être responsable c'est répondre personnellement de ses choix. Répondre de ses choix signifie aussi bien que les choix sont réfléchis et que celui qui choisit en assume les conséquences.

Toute décision n'est pas éthiquement responsable, puisque le dirigeant peut faire des choix à court terme pour des raisons financières. Mais celui qui fait le choix de la décision éthiquement responsable se trouve pris dans une difficulté extrême. De fait, compte tenu de la complexité de la réalité, il ne saurait maîtriser tous les paramètres. Par ailleurs, compte tenu du devenir inhérent à la réalité, les effets de sa décision se trouvent pris dans le cours imprévisible des affaires humaines. Enfin, s'il doit décider en pesant les risques que sa décision recèle pour les générations futures, sa pesée est de nature seulement probabilitaire, puisque l'avenir n'est pas encore écrit. La connaissance de la difficulté peut décourager. Or, c'est le choix d'endosser cette difficulté qui définit le courage du dirigeant. Il doit à la fois pousser au plus loin ses hypothèses sur les conséquences et se lancer dans l'action malgré l'incertitude.

Éthiquement, il n'y a pas de responsabilité collective. C'est toujours l'individu qui décide en son âme et conscience à partir de ses connaissances. Quand la décision émane d'un collectif, elle est le fruit d'une confrontation où chacun exprime franchement sa pensée en visant l'intérêt commun. Quand le collectif est le comité de direction d'une entreprise, se pose la question épineuse de savoir ce qu'est l'intérêt de l'entreprise. La réponse de Jonas est dans la mission humaine de toute entreprise : assurer les conditions de vie et de liberté de ses salariés en assumant son rôle de citoyenne du monde présent et futur. »

Fragments de consultations
L'essence de la qualité
Le directeur industriel d'une unité de mille personnes est embarrassé par la résistance des ouvriers et des techniciens aux procédures qualité mises en place par le responsable qualité nouvellement recruté. Sur un ton mi-curieux mi-ironique, il me demande comment les philosophes définissent la qualité. Je réponds en citant Aristote sur un mode très simplifié : « La qualité est l'ensemble des propriétés distinctives d'une réalité. – Génial, me répond-il, mais que pouvons-nous faire avec cela ? » Je propose une réflexion philosophique sur la qualité avec des groupes de techniciens et d'ouvriers, à laquelle participerait le responsable qualité. Mon idée est de ne pas livrer d'emblée une définition, mais d'amener les individus à la trouver ensemble. Nous tentons l'expérience.

Je demande donc à quelques groupes de huit à dix personnes d'oublier l'entreprise et de me dire, de façon générale, ce que signifie le mot « qualité ». Les participants répondent spontanément par la vertu et la valeur – la qualité est vue comme quelque chose de nécessairement positif. Je rappelle que les racines latines des mots « vertu » et « valeur » renvoient à la force et à l'efficacité. La question devient alors : « Qu'est-ce qui fait la force d'une réalité ? » De fil en aiguille, les groupes arrivent, chacun par son propre chemin, à une conclusion convergente : ce qui fait la force d'une réalité, c'est de ne manquer de rien, d'être complète. Je cite alors Aristote, amélioré par les apports des gens : la qualité d'une réalité, c'est de comporter l'ensemble de ses traits distinctifs.

La question suivante concerne leur réalité professionnelle. Je leur demande de décrire la qualité du produit et de l'activité dont ils ont la charge. Leur description est précise, mais correspond à l'idéal plutôt qu'à leur réalité. Car il y a de la casse, des rebuts et des retours dans les usines. Confrontés à l'écart entre ce qu'ils pensent de la qualité et ce qu'ils produisent, ils se demandent comment il est concrètement possible de réduire ce décalage. Leur réflexion conduit directement à des actions ayant un impact direct sur la qualité de leurs produits et services. Ces actions consistent dans l'application de certaines règles qui relèvent conjointement de la mise en pratique de leur savoir-faire professionnel, de leur bon sens et d'un échange sincère et clair sur leurs besoins, leurs déficiences et leurs ressources réciproques. La qualité apparaît ainsi non pas comme un ensemble de procédures exprimées par des chiffres mais comme une manière de vivre et de faire[6].

L'intérêt de la sécurité

Le directeur logistique d'une entreprise de distribution se trouve face à une grève persistante des quatre cents salariés qui travaillent à la réception, au conditionnement et à l'expédition des colis. Son diagnostic est précis : l'activité logistique a été entièrement et très rapidement informatisée suite au rachat de l'entreprise familiale par un grand groupe de distribution. Cette informatisation, doublée d'un changement dans l'organisation, n'a pas été humainement accompagnée. Du coup, les salariés ne s'y retrouvent plus, et ignorant les sources de leur propre malaise, transforment celui-ci en revendications salariales[7]. Ensemble, nous décidons d'aborder humainement les salariés, c'est-à-dire de les questionner sur leurs besoins en termes d'organisation du travail, de formation, de communication, de reconnaissance. Cette décision, soutenue par le directeur général, donne lieu à un projet de longue haleine concernant l'amélioration de la vie au travail dans tous ses aspects[8].

Parmi les différents chantiers, il y a celui de la sécurité. Les ouvriers du dépôt considèrent les mesures de sécurité – obligation de porter des chaussures spéciales, de réserver certaines allées exclusivement au passage des véhicules, etc. – comme des contraintes arbitraires. Le raisonnement s'avère inefficace. Je propose alors des dialogues commençant avec la question : « C'est quoi, la sécurité dans la vie ? » Les réponses convergent spontanément vers les conditions qui permettent de ne pas craindre pour sa vie, sa famille, sa santé, son travail, ses possessions. J'exprime alors mon étonnement quant à l'hostilité générale à l'égard de mesures de sécurité qui visent à protéger les personnes d'accidents possibles. La réponse montre que les gens n'avaient pas fait le lien entre leur vie personnelle et la vie professionnelle. Ils se plaignent d'être limités dans leur liberté et, en même temps, du fait que les dirigeants ne mettent pas de chaussures spéciales quand ils visitent le magasin.

La première réaction me fait penser à une observation de Jean Baudrillard. Les conduites imprudentes sur les routes répondraient au besoin humain de défier une société qui veut expulser l'accident et la mort, et par là même refuse la vie dans ce qu'elle comporte de risque d'accident et de mort[9]. Je soumets l'hypothèse aux participants en faisant le lien entre la robotisation non comprise du dépôt et leur attitude. Ils sont d'abord étonnés, puis certains observent que « ce n'est pas bête ». La deuxième réaction me renvoie à la valeur de l'exemple et à cette tendance d'un bon nombre de maîtres, qu'ils soient chefs ou enseignants, à ne pas suivre les leçons qu'ils donnent. Je m'engage à remonter la deuxième raison au directeur et je les invite à réfléchir sur la liberté. Celle-ci est-elle refus de toute contrainte ?

Leurs réponses montrent d'elles-mêmes que l'exercice de la liberté suppose une certaine sécurité objective. La réflexion sur la liberté conduit également sur le rapport à l'autre, sur l'obligation de respecter la liberté de l'autre. Vue sous cet angle, la sécurité apparaît soudain comme un bien commun.

Plus largement encore, la sécurité apparaît comme un devoir vis-à-vis des autres et vis-à-vis de l'entreprise en tant que fournisseur de travail. Cette vision élargie de la sécurité permet à chacun d'en comprendre la raison d'être et de participer à l'élaboration de règles.

Les révélations de l'identité

Le fondateur et directeur général d'une entreprise de services doit faire face à une croissance rapide l'obligeant à faire de sa petite structure une entreprise à part entière, avec des fonctions supports intégrées. Il a recruté, il y a un an et demi, un directeur des ressources humaines et un directeur financier. Très récemment, il a recruté un directeur informatique. L'augmentation des effectifs crée une perturbation à tous les niveaux. Le comité de direction est ébranlé dans sa cohésion par les nouveaux venus et les équipes ne savent pas trop où va le navire. Pourtant, le marché est propice et la stratégie claire.

En échangeant avec le directeur, nous abordons la question de la culture. À ses yeux, tout est allé si vite que personne n'a jamais posé la question des valeurs de l'entreprise. Or, cette question devrait être posée à un moment où l'entreprise acquiert son autonomie propre, c'est-à-dire qu'elle internalise les différentes compétences qu'elle sous-traitait auparavant.

Jugeant le terrain sillonné par les termes de « culture » et de « valeur » glissant, je propose une réflexion sur l'identité de l'entreprise. La question « qui sommes-nous ? » me semble plus appropriée, d'autant qu'elle ne peut que rencontrer la question de la culture et celle de la valeur. La porte d'entrée me paraît être le comité de direction, puisque c'est lui qui porte et entraîne le reste de l'équipage. Le directeur prend le risque de cette réflexion. Il est récompensé par d'agréables surprises, car à la question de l'identité, ses collaborateurs répondent en décrivant le profil de l'entreprise : réactive, curieuse, spontanée, psychologue (quant au consommateur), audacieuse. Ils citent aussi les revers de certaines de ses qualités : la tendance à la précipitation, l'aversion pour les procédures, le défaut d'anticipation.

La réflexion sur l'identité permet de mettre le doigt sur le rapport particulier au temps commun à tous les salariés : érigée implicitement en valeur, la rapidité, si précieuse pour s'adapter aux situations présentes, est un obstacle à la rigueur requise par une entreprise qui grandit.

La question de l'identité fait apparaître cette entreprise comme un organisme vivant. L'éclairage des sciences de la vie devient, dès lors, précieux. La réflexion s'achève avec l'émergence d'une autre question : « Comment vivre notre singularité ? Comment l'exprimer dans notre environnement ? »

L'élaboration du projet de l'entreprise, et l'implication, d'une manière ou d'une autre, de tous constitueront la réponse à cette question[10].

L'éclairement d'Habermas

« *Le principe d'une éthique de la discussion se réfère à une procédure qui consiste, en l'occurrence, à honorer par la discussion des exigences normatives de validité. On taxera donc, à juste titre, l'éthique de la discussion de formelle. Elle ne livre pas des orientations relatives au contenu, mais une manière de procéder : la discussion pratique. L'objet de cette manière de procéder n'est assurément pas de produire des normes légitimées. Il consiste bien plutôt à tester la validité des normes qui sont proposées. Il faut donc que les discussions pratiques reçoivent leurs contenus de l'extérieur. Sans l'horizon propre au monde vécu d'un certain groupe social, et sans les conflits d'actions inhérents à une situation donnée dans laquelle les participants estiment avoir à régler par le consensus une querelle portant sur un problème de société, vouloir mener une discussion pratique ne présenterait aucun intérêt. C'est la situation initiale concrète qui se donne, selon le cas, comme l'antécédent auquel se réfère la discussion pratique qui détermine l'émergence d'objets et de problèmes. Par conséquent, cette procédure est formelle mais non au sens où il y aurait abstraction des contenus. C'est parce qu'elle est ouverte que la discussion a précisément besoin que les contenus contingents lui soient "donnés".* »[11]

Entreprise privée et philosophie
Ordre capitaliste, ordre humain

L'entreprise et la philosophie se présentent de prime abord comme deux ordres séparés. Dans l'entreprise capitaliste, l'homme est considéré comme un moyen et, en vertu du contrat de travail, il se sert lui-même de l'entreprise comme d'un moyen pour subsister, vivre bien ou satisfaire son avidité. En philosophie, l'homme est considéré comme une fin, qu'il soit envisagé comme la réalité la plus accomplie de l'univers, ou comme une personne requérant un respect inconditionnel. Pour l'entreprise, le temps c'est de l'argent. Pour la philosophie, le temps c'est la vie.

Tout sépare, au premier regard, l'entreprise capitaliste, organisation pragmatique d'activités visant un but intéressé, et la philosophie, activité spirituelle désintéressée dont la finalité est l'élévation de l'individu et l'amélioration de sa vie en société. L'aversion des philosophes à l'égard des affaires et de l'homme affairé, préoccupé de gagner de l'argent, s'appuie sur l'affirmation de l'incompatibilité entre l'intérêt lucratif et l'intérêt pour la vérité. La virulente critique de Marx envers le capitalisme est, d'une certaine façon, l'expression moderne de cette antipathie viscérale.

Il existe pourtant un point où l'entreprise et la philosophie se croisent. Ici et là, le vrai sujet est l'homme. Si la robotisation et l'informatisation ne cessent de se substituer au travail de l'homme, elles révèlent en même temps que ce qui distingue une entreprise d'une autre n'est ni ses machines ni la qualité de ses produits, mais bien l'intelligence de ses hommes. Cette intelligence différenciante coïncide avec le croisement et la fertilisation des intelligences individuelles, avec les relations collaboratives qu'entretiennent entre eux les sujets pensants.

Les directeurs d'entreprise sont obligés d'intégrer cette donnée, au moins dans leurs discours. En affichant que l'homme est le véritable « capital » de l'entreprise, ils ouvrent sans s'en douter la porte à la philosophie. Car, pour la philosophie, le véritable chef est la tête pensante des hommes et le véritable enjeu le déploiement de sa liberté, qui est créatrice. Les réticences des entreprises à l'égard de la philosophie, jugée abstraite et non opérationnelle, témoignent de l'ignorance des hommes d'affaires à l'égard du sens de la philosophie. Celle-ci éveille et développe l'intelligence de l'homme en lui apprenant à vivre. Or, rien n'est plus concret que l'apprentissage de la vie.

Les entreprises commencent d'ailleurs à dépendre de plus en plus, et aussi autrement, des hommes. Non seulement leur prospérité et ce qu'elles appellent la paix sociale relèvent de la volonté de leurs collaborateurs, mais leur image est fonction de la manière dont elles satisfont l'opinion des clients, dorénavant sensibles aux questions de justice sociale et de respect de l'environnement. Tout semble se passer comme si le marché mondial, qui instrumentalise les espaces publics nationaux et régionaux en en faisant les lieux de sa publicité, devenait le nouvel espace public, un espace où le consommateur commence à devenir citoyen du monde.

Le point d'appui de l'approche philosophique en entreprise

Aristote nous rappelait déjà que seul l'individu existe, l'homme en général étant une abstraction. Cette donnée incontournable, jointe au fait qu'une entreprise est avant tout un ensemble d'hommes qui travaillent, désigne l'interlocuteur du philosophe quand il intervient en entreprise. Cet interlocuteur est toujours l'individu. Le consultant philosophe qui va en entreprise voit avant tout, et tout le long de son travail, des personnes et non des fonctions ou des galons.

Cette façon de voir suppose la mise entre parenthèses de ses partis pris sociaux et politiques. Un ouvrier est une personne autant qu'un patron. Des cœurs généreux et de belles intelligences se trouvent à tous les niveaux hiérarchiques, des cymbales retentissantes aussi. Cette manière de voir suppose également la mise entre parenthèses des intérêts personnels du consultant philosophe et de ses projets politiques. Il ne s'agit pas pour lui de s'enrichir de l'entreprise ou d'y affirmer sa puissance, pas plus que de conforter l'entreprise dans ses préjugés ou de pousser les salariés à la révolte. Il s'agit d'éveiller les potentialités contenues dans les existences individuelles en faisant confiance à leur mise en relation par la communication.

Comme tout autre lieu dans le monde, l'entreprise est, pour l'individu, un ensemble mouvant de situations. Lieu de travail, l'entreprise est nécessairement un lieu de vie pour l'homme. Travailler dans tel service de telle entreprise, changer de fonction, rejoindre une équipe ou composer son équipe, prendre une décision, participer à une décision, exécuter un ordre sont autant de situations humaines, vécues par les individus qui s'y trouvent impliqués. « Vivre, c'est être dans des situations[12]. »

À partir du moment où elle prend appui sur les individus aux prises avec des situations imbriquées les unes dans les autres, l'approche philosophique est à son aise en entreprise. Elle y est même à sa juste place puisqu'elle établit le dialogue à la place du non-dit, l'approximativement dit ou la confusion. Ce dont souffrent principalement les individus qui travaillent en entreprise, c'est du manque de clarté et des incompréhensions, des malentendus et des délires d'interprétation que ce manque entraîne.

L'injonction à la transparence est le contraire de l'exigence de clarté. La transparence laisse voir au travers, elle est absence d'écran. La clarté fait apparaître de façon nette et distincte les différentes choses qui constituent une réalité. L'entreprise, organisation hiérarchique et complexe, foisonne d'écrans d'autant que ses dirigeants ne peuvent pas tout dire à leurs salariés. En raison de l'opacité inhérente à l'entreprise, il est vital d'y faire la clarté. Comprendre, c'est nous approprier ce qui nous arrive et ce qui nous environne après l'avoir clarifié. La clarté donne le sens. La transparence est promesse illusoire qui attise les vaines attentes et les frustrations qui en découlent.

Le langage de l'entreprise et la philosophie

La clarté suppose le rapport au langage qui caractérise la démarche philosophique. Celle-ci définit les mots pour accéder aux choses. Elle élucide le sens de ce que les individus disent pour leur permettre de se comprendre entre eux, de comprendre ce qu'ils souhaitent réaliser et, à travers cela, de se comprendre eux-mêmes. Conceptualiser, c'est avant tout mettre les termes justes sur les réalités que nous voulons maîtriser par la pensée et traiter par l'action.

Or, on assiste en entreprise à une perversion que personne ne dénonce. La langue commune se trouve évincée par une terminologie confectionnée par les cabinets de consulting : « développer son leadership », « donner du feed-back », « challenger », « gérer le stress », « motiver les équipes »,

« augmenter sa valeur ajoutée »… Voilà ce qui est demandé et promis au « capital humain ». La *novlangue*[13] managériale institue en entreprise le *langage de la dissimulation*[14].

Le regard philosophique voit, dans cette maltraitance instituée de la langue, à la fois une violence inédite et un obstacle à la décision. La violence vient de la confusion. Rares sont ceux qui savent vraiment ce qui leur est demandé et ce qu'ils demandent. Presque tous communiquent à travers les bulles savonneuses des mots non définis. Dans un milieu obstinément quantitativiste, où le critère du chiffre opère comme un couperet, tout le monde baigne cependant dans l'évocation approximative des moyens qui permettent d'atteindre les résultats escomptés.

Le frein à la décision vient moins de la complication organisationnelle que du manque de clarté dans les énoncés de positionnement et la fausse communication des hésitations et des propositions. Parallèlement, dans un milieu où chacun aspire à être reconnu par les autres pour son travail, la terminologie utilisée insinue tantôt que l'homme est une marchandise sommée de produire une « valeur ajoutée », tantôt qu'il est un « capital », c'est-à-dire une ressource entièrement et constamment à la disposition des exigences du marché[15].

La philosophie restitue à l'homme, enlisé dans les terminologies trompeuses et troublantes, le langage des mots. Ce faisant, elle situe à nouveau celui-ci dans sa véritable condition, qui est la communication par la parole. « La communication est la condition universelle de l'être-homme », rappelle Jaspers, précisant que l'homme devient homme dès lors qu'il se met à chercher à comprendre l'existence en échangeant avec les autres[16]. Nous réalisons la dimension politique de notre humanité en nous engageant dans ce qu'Habermas appelle l'*agir communicationnel*, fondé sur la volonté d'*intercompréhension*. En exigeant des individus qu'ils retrouvent leur précision de langage et qu'ils soumettent leur communication à cette exigence, le dialogue philosophique institue une confrontation qui prévient ou atténue le conflit, et une réflexion qui assume le fait de choisir dans l'incertain.

Consulting et consultation philosophique

Le consultant philosophe appartient, par sa dénomination même, à la catégorie des conseillers. Ceux-ci sont des experts dans un domaine en lien avec l'activité de l'entreprise et proposent à celle-ci leurs services en avançant l'argument de l'expertise en même temps que l'argument du regard extérieur. Les conseillers se distinguent des coachs par leur fonction de conseil, et par le fait que leur sujet – le centre de leurs interventions – est de l'ordre de l'objet. Ils s'intéressent à ces objets que sont l'organisation, l'ingénierie, les systèmes d'information, la qualité, la croissance, les finances, les ressources humaines...

Le consultant philosophe est, à sa façon, lui aussi un expert, dans la mesure où il lit les grands philosophes dans le texte et a une connaissance précise et fine du langage des mots. Mais son expertise a la singularité de porter sur l'ensemble de la réalité. Le consultant philosophe est un généraliste. Son regard est, de ce fait, attentif aux articulations et sa réflexion porte sur les interfaces. En même temps, ce regard est, par impulsion et par entraînement, un regard étonné. Le philosophe ne se lasse pas de soupçonner l'évidence, de problématiser le donné. Enfin, mené par le désir de comprendre pour mieux agir et vivre, le regard cherche avant tout et partout le sens.

Là où le consultant déploie son expertise pour trouver la solution la mieux adaptée, le consultant philosophe sollicite ceux qui sont impliqués dans la situation pour qu'ils trouvent eux-mêmes leur solution[17]. Là où le consultant utilise la terminologie et les outils de l'entreprise pour traiter les sujets qui lui sont soumis, le consultant philosophe utilise la langue de tous les jours et refuse tout outillage. Alors que le consultant a des formulaires préétablis, agrémentés de courbes et de graphiques divers, pour y inscrire sa synthèse et ses préconisations, le consultant philosophe rédige chaque fois une synthèse écrite originale à partir de ce que les individus ont dit.

Les anecdotes qui tournent en dérision les consultants insistent sur le fait que ceux-ci ne font que redire, en le présentant comme une invention, ce que disent leurs clients. Il est exact que les consultants, comme les philosophes, reformulent et que reformuler est un art dans lequel peu excellent. Mais il est vrai aussi que la reformulation du philosophe a quelque chose de particulier. Elle consiste à conceptualiser ce qui est dit en évitant à la fois la redite, la narration et l'intellectualisation. Il s'agit, pour le philosophe, d'entraîner les autres à saisir par la pensée discernante et critique ce qu'ils avaient appréhendé au niveau empirique et décrit comme tel.

Quand il intervient en entreprise, le philosophe ne quitte pas la place que lui assigne son lien avec la philosophie. Il s'adresse toujours à l'individu en situation et non à une fonction ou une organisation. Il n'accepte aucune mission étrangère au souci de comprendre et de développer la compréhension des individus et entre les individus. Il ne déroge jamais à l'éthique de la discussion. Celle-ci repose sur le principe que tout sujet capable de parler et d'agir peut prendre part à la discussion. Elle pose pour règle que chacun doit exprimer librement son point de vue, ses ressentis et ses besoins en restant ouvert et critique à l'égard des opinions des autres. Elle impose comme finalité l'accord sur un sens commun[18], tremplin à l'action d'intérêt commun.

En reliant les situations rencontrées en entreprise aux grands thèmes de l'humaine condition et de l'actualité du monde, le philosophe ouvre à l'espace public les personnes qui travaillent dans le privé. Loin de se salir les mains, il accomplit à sa façon et imparfaitement son devoir de citoyen (cf. plus loin p. 224). Quant à savoir s'il trahit la « vraie philosophie », la question se pose autant pour l'enseignant et pour le chercheur, qui ne sont que les modestes médiateurs de la grande tradition philosophique.

---

1. Les dialogues relatifs à la reconnaissance suivent le même chemin. La définition de la reconnaissance mène à l'évaluation et celle-ci à la rémunération juste. Il m'est impossible d'entrer dans les détails d'une enquête qui a concerné soixante-dix personnes, a duré plusieurs jours et a donné lieu, par la suite, à un travail laborieux avec l'équipe des ressources humaines.
2. L'enquête a duré un mois ; le travail avec les ressources humaines s'est étalé sur six mois.
3. *Mes démons*, p. 56-58.
4. Cette consultation a duré quatre jours, dont une demi-journée de préparation avec le directeur, deux journées de séminaire et une journée et demie d'échanges avec le directeur. Celui-ci a remanié son équipe à partir de ces observations.
5. Mon improvisation, reprise de mémoire, à partir du *Principe de responsabilité* et d'*Une éthique pour la Nature* d'Hans Jonas.
6. Cette consultation a été le début d'un projet global d'amélioration dont la conception et la mise en œuvre ont duré un an.
7. Le diagnostic ne contestait pas la légitimité d'une partie de ces revendications.

8. Ce projet, qui a comporté formations collectives et accompagnements individuels, et a concerné l'ensemble des salariés, a duré deux années. J'ai fait appel à des consultants en ressources humaines et en management dont j'appréciais la clarté d'esprit et l'humanité. Ils ont tous utilisé le dialogue, en s'inspirant chacun de ses propres culture et expérience.
9. *L'échange symbolique et la mort*, p. 269-273.
10. Cette consultation a consisté en deux séminaires de deux jours suivis, chacun, d'une demi-journée par mois.
11. *Morale et communication*, p. 125.
12. Jaspers, *Philosophie*, p. 422.
13. Néologisme créé par George Orwell dans son roman *1984* pour désigner une nouvelle langue qui rendait impossible l'expression d'idées subversives.
14. Jaspers, *La situation spirituelle de notre époque*, p. 87.
15. J'interviens dans des entreprises très diverses par leurs métiers et par leur taille. Industries, entreprises de distribution, fabriques de luxe, entreprises de services ; entreprises familiales, PME, grands groupes.
16. Jaspers, *Raison et existence*, p. 69 et *sqq.*
17. Cette démarche n'est pas inconnue aux consultants, en ressources humaines ou en qualité par exemple. Mais elle ne fait pas partie intégrante de leur méthode d'intervention.
18. Je préfère le concept de *sens commun*, mis en avant par Arendt, à celui de *consensus*, utilisé par Habermas.

IV. Consultation philosophique et mondes de la formation

La formation vise à apporter rapidement les connaissances et les techniques permettant à une catégorie de professionnels une adaptation rapide aux changements survenus dans le monde du travail. Débordant le cadre de la remise à niveau professionnelle, la formation s'est étendue dans tous les domaines du rapport de l'homme au travail : management, négociation, traitement des conflits… C'est par ce biais que j'ai été sollicitée, en entreprise et ailleurs, pour introduire ou compléter des formations dites comportementales.

Il suffit d'un coup d'œil philosophique pour repérer l'opposition entre éducation et formation. L'éducation est un processus d'éveil et d'apprentissage inscrit dans la durée. La formation est une administration rapide de techniques dont le but est de rendre le stagiaire opérationnel immédiatement.

Mon expérience de professeur m'avait cependant permis de constater le déclin de l'éducation au profit de l'application de « techniques pédagogiques ». J'avais assisté aussi à l'érosion progressive de la finalité gratuite de l'instruction initiale en faveur du souci de préparer les élèves à la vie professionnelle, et cela, dès leur plus jeune âge. Dotée de cette double expérience, je n'ai pas hésité à introduire dans les organisations et sous couvert de formation une sorte d'éducation pour adultes[1].

Récits de consultations
Se faire et faire confiance
La formation comporte deux sessions. Deux jours durant lesquels chaque participant travaille sur la situation et/ou les points qu'il veut améliorer dans le domaine de la confiance et, quelques mois après, une journée pour faire le point sur ce qui a changé. Avant la formation, je demande à chaque participant de m'écrire quelles sont, selon lui, ses qualités intellectuelles, sociales, morales ainsi que ses sources d'énergie.

La première session commence par ma rapide description du sens de cette « non-formation » et un tour où chacun est invité à dire pourquoi il a choisi cette formation et ce qu'il veut obtenir de lui-même. Dans la foulée s'engage un dialogue socratique sur le sens de la confiance, de la confiance envers soi-même et de la confiance envers les autres. J'énonce, au départ, les règles du jeu d'une confrontation qui vise la clarification des concepts tout en permettant à chacun d'exprimer librement ses idées. Le fruit du dialogue constitue le point de référence du travail de ce groupe. C'est en revenant aux définitions et analyses élaborées en commun que nous éclairons notre chemin au fur et à mesure.

Ensuite, j'invite chacun à décrire une situation où il veut comprendre et progresser et demande aux autres d'être, comme moi, des écoutants critiques et créatifs. Critiques, pour faire progresser celui qui expose un cas en vue de comprendre les situations, les autres et lui-même. Créatifs, pour chercher avec celui qui expose un cas, son cas, des pistes pour dépasser les obstacles qu'il rencontre, dehors et dedans. J'en profite pour préciser que nous passons du dialogue socratique à la *communication existentielle* en gardant la pleine liberté d'intégrer des dialogues socratiques, c'est-à-dire des clarifications conceptuelles.

Comme l'ensemble des participants travaille dans la même entreprise, les idées apportées tiennent compte de la particularité de cette entreprise. Et comme les problématiques humaines se recoupent, les uns se retrouvent plus ou moins dans les situations des autres. Je veille à dégager des thèmes récurrents. Ces thèmes récurrents sont tous existentiels : crainte du regard des autres, de l'échec, de l'incertitude, de la solitude… Je les repère au fur et à mesure et invite les participants à les inscrire dans la perspective de l'existence, qui est la condition d'un être conscient de sa mort et ne pouvant se passer des autres pour vivre. Cette inscription est libératrice. Chacun se sentait seul avec sa difficulté, à présent il sait que sa difficulté est tout simplement – tout complexement – humaine.

Tout le long, je ne manque pas une occasion pour faire une référence philosophique opportune. Dès que je peux apporter ma propre expérience, je le fais. Je montre autant mes faiblesses que les moyens qui m'ont permis de les réduire ou de les surmonter. À un moment, il y a un passage obligé. J'évoque le mythe de la performance, version laïque, quantifiée et économiquement exploitée de l'idéal de la perfection, qui instille beaucoup le sentiment de ne jamais être « à la hauteur ». J'évoque l'injonction contradictoire des entreprises, « vous avez droit à l'erreur mais une seule fois », et invite les participants à y réfléchir. Je fais enfin allusion à l'interprétation qu'Edgar Morin fait de la maxime « *errare humanum est* ».

À la fin des deux jours, constamment ponctués par la question « Est-ce que ce qui se passe vous aide ? », chacun part avec une feuille de route à remplir calmement chez lui. Il se donne par écrit un but d'amélioration, et s'engage à tout faire pour dépasser une faiblesse. Aussitôt après la première session, je fais la synthèse de ce que le groupe a produit et le groupe corrige et complète. La deuxième session commence par l'objectif de la feuille de route. Il est rare que les individus n'aient pas évolué. Même s'ils disent rencontrer encore des difficultés, la manière dont ils les envisagent est différente. Ils savent dorénavant qu'il y a toujours des difficultés, mais que ce qui importe, c'est de ne pas subir, de reprendre sa fonction de sujet pensant et de faire confiance en l'*évolution créatrice de la vie*[2].

Faire l'expérience de ses propres possibilités

Les participants sont avertis qu'ils ne sortiront pas de ces journées avec des « outils » mais avec une conscience plus claire – d'emblée ils sont avertis que les ressorts sont en eux. Le choix du dialogue comme unique technique pour avancer confère à tous une égale responsabilité dans la réussite ou l'échec de la formation – l'enjeu est commun. Le choix de prendre pour référence le fruit imprévisible du dialogue en commun signale le caractère vivant de la formation – l'intervenant ne sait pas plus qu'eux ce qui va en sortir. Au demeurant, l'évocation de la finalité, qui est de trouver ensemble des clés pour être plus confiant, oriente la réflexion vers un résultat – à la fin, des pistes d'action sont inévitablement dégagées.

Le fait que chaque participant est sollicité pour écouter, observer, conseiller les autres multiplie les points de vue sur une situation – il crée le regard *polyscopique* dont parle Morin. Cette diversité de points de vue permet le déploiement d'une diversité de représentations du monde – la vérité s'avère multiple et mouvante. La possibilité de confronter des idées différentes en en cherchant les complémentarités donne confiance – elle éloigne la crainte du conflit en offrant l'expérience de la fertilité de l'esprit collaboratif.

La convocation opportune de philosophes est illuminante – soudain, ce qui est personnellement vécu se révèle digne de l'attention d'un grand penseur. Cette attention met culturellement en perspective l'expérience individuelle – ainsi est signifiée la nécessité vitale de se relier à la tradition philosophique. La référence à un philosophe pour soutenir les propos d'un participant procure à celui-ci une joie narcissique efficace – l'intelligence de ce qu'il dit est comme légitimée par l'autorité d'un grand penseur. La confiance arrive par un biais inhabituel, l'approbation d'une personnalité historique.

Le fait que je parle de mes propres expériences signale que je me place à égalité avec mes interlocuteurs sur le plan existentiel – cela institue une relation d'authenticité. Comme je suis convaincue que je n'ai de leçons à donner à personne et que ma seule différence me vient de ma culture philosophique, les autres ressentent cette conviction et se sentent à l'aise. Le ton n'est pas à la confidence, mais à ce que Stefano Maso a nommé la *complicité intelligente*[3].

L'existence d'une deuxième session plusieurs mois après donne à tous le sens d'une continuité – la validité des prises de conscience effectuées et des pistes dégagées sera examinée en commun. La possibilité, entre deux sessions, de correspondre électroniquement avec moi et entre eux consolide cette continuité en constituant un réseau – la journée n'est pas un « une fois pour toutes, débrouille-toi seul lundi ». La rédaction d'une synthèse avec le produit du dialogue constitue la feuille de route, une sorte de viatique.

L'éclairement d'Edgar Morin

« Le terminus de l'hominisation est en même temps un commencement. L'homme qui s'accomplit en homo sapiens est une espèce juvénile et enfantine ; son cerveau génial est débile sans l'appareil culturel ; ses aptitudes ont toutes besoin d'être nourries au biberon. Ce sur quoi s'achève l'hominisation, c'est sur l'inachèvement définitif, radical et créateur de l'homme.

Ce qui, chez homo sapiens, devient soudain crucial, c'est l'incertitude et l'ambiguïté entre le cerveau et l'environnement. Cette incertitude vient tout d'abord de la régression des programmes génétiques dans les comportements humains et de la progression des aptitudes heuristiques, stratégiques (compétences) à résoudre les problèmes de connaissance et de décision. Il faut dès lors interpréter les messages ambigus qui parviennent au cerveau et réduire l'incertitude par des opérations empirico-logiques. Il faut affronter l'opposition des solutions pour un même problème ou l'opposition des comportements en vue de la même finalité. Dans ce sens, le jeu même qui permet l'inventivité implique le risque d'erreurs, et l'homo sapiens est condamné à la méthode dite précisément "essais et erreurs".

Or, de plus, la zone d'incertitude entre le cerveau et l'environnement est aussi la zone d'incertitude entre l'imaginaire et le réel, et sa béance est ouverte, entretenue par la brèche anthropologique de la conscience de la mort et par le déferlement de l'imaginaire dans la vie diurne. C'est dans cette zone que se développent le mythe et la magie... C'est parce qu'il y a cette brèche, que le règne de sapiens correspond à un massif accroissement de l'erreur au sein du système vivant... L'erreur sévit dans la relation de sapiens avec l'environnement, dans la relation avec lui-même, dans la relation de groupe à groupe et de société à société...

De par notre propre incertitude, errare humanum est. »[4]

Le sens de l'affectivité

Par l'intermédiaire d'un organisme de formation d'éducateurs spécialisés où je présente des philosophies capables d'éclairer l'action éducative en milieu difficile, j'entre en contact avec un « foyer de vie ». L'établissement accueille pour l'hébergement des handicapés mentaux adultes et organise, parallèlement, des activités permettant à chacun, selon son degré d'aptitude, d'avoir une existence supportable, voire agréable. Le directeur fait appel à moi pour une approche philosophique des émotions. En insistant sur la nécessité de la mise entre parenthèses des affects, les approches psychologiques avaient troublé certains éducateurs qui mettaient tout leur cœur à leur travail.

Je propose deux jours de réflexion sur l'affectivité, trouvant le thème des émotions restreint. Cette formation devrait montrer si nous pourrions poursuivre, et si oui comment. L'équipe se compose de six personnes d'âge et d'origines culturelles différents. Leur point commun est de considérer leur métier comme une mission, même si les uns ont choisi ce métier délibérément et d'autres par défaut. Je constate à haute voix que leur lien avec leur activité professionnelle est affectif et je les invite à définir ce qu'est l'affectivité. Surpris par le terme, mais encouragés par mes précisions sur la démarche philosophique, ils se mettent en chemin. Ils prennent le terme à sa racine : l'affectivité fait que l'on est touché, affecté par un événement ou quelqu'un, touché personnellement, intimement, et comme clos sur soi-même par cette atteinte. Absolument personnelle, l'affectivité est difficile, voire impossible à exprimer.

Ils me demandent ce qu'est un affect et, par cette question, nous envisageons le versant « passivité » des émotions, des sentiments et des passions. Questionnés, ils décrivent les distinctions, se montrent très attentifs aux nuances. Grâce à eux, l'affectivité apparaît dans toutes ses couleurs et dans tous ses mouvements. L'éclairage conceptuel permet à présent le passage à l'examen de situations où, dans l'exercice de leur activité professionnelle, ils sont « dans l'affectivité ». Ils évoquent leur amour pour les personnes accueillies et, en même temps, les sympathies, antipathies, agacements, colères, émerveillements, compassions qui les traversent. Ils mettent en relief une différence entre eux et leurs accueillis. Ceux-ci expriment leur affectivité brute de fond, voici une handicapée qui exprime sans détour son amour à un éducateur. Eux, en revanche, se sentent obligés de se « censurer ».

Ce terme étant prononcé, j'en profite pour les inviter à distinguer « censure », « contrôle » et « maîtrise ». Nous arrivons, par ce biais, aux rapports entre l'affectivité et la raison. Ils repèrent aussitôt la différence et la complexité du lien : la raison connaît, l'affectivité ressent ; la raison maîtrise, l'affectivité ne maîtrise pas ; nous raisonnons sur l'affectivité sans pour autant pouvoir la raisonner… Je leur propose la distinction entre *conscience affective* et *conscience intellectuelle* d'Alquié, en précisant que selon cet auteur, toute expérience psychologique révèle l'affrontement entre la conscience qui sait et la conscience qui sent et que cela est absolument normal. Être homme, c'est avoir ces deux consciences. Dans la foulée, je cite la définition que Descartes donne du sujet conscient : « une chose qui pense, c'est-à-dire qui raisonne, qui sent, qui imagine, qui veut… »[5].

Ces références soulagent les accueillants. Elles les libèrent de l'idée qu'« être professionnel, c'est mettre entre parenthèses ses sentiments » pour les renvoyer à tout autre chose : être professionnel, c'est avoir une conscience aussi claire que possible de ses états affectifs. Cette clarté ne s'obtient pas dans la solitude, mais dans l'échange : se réunir pour parler sincèrement de ses sentiments pourrait être une manière de prendre de la distance sans perdre sa spontanéité. En somme, entre l'expression brute et la censure, il y a la voie du milieu. La recherche de cette voie médiane révèle très vite qu'elle n'est pas la même pour tous. Chaque éducateur est un individu différent et se trouve confronté à des situations différentes. Les accueillants constatent eux-mêmes combien chacun d'eux est différent avec la même personne accueillie.

Nous consacrons la fin de la première journée et la matinée de la seconde à l'examen de quelques situations qui font problème. Les situations apportées permettent d'approfondir la compréhension de la veille. Le premier cas pose le problème de l'antipathie qu'un éducateur éprouve à l'égard d'un handicapé en raison de sa mauvaise foi. Le second pose le problème du trouble éprouvé par l'éducateur face à la relation amoureuse qui se tisse entre deux handicapés. Le troisième cas pose le problème de l'entente plus ou moins heureuse de certains éducateurs entre eux et des impacts de leurs états d'âme sur les handicapés. Nous cherchons ensemble des pistes de compréhension des situations puis des pistes pour dépasser le tourment des sentiments négatifs.

Enfin, je demande aux participants de synthétiser ce qui a été pensé durant ces journées, puis de voir ce qui pourrait les aider à avancer. Quelques constats sont énoncés. Quand la raison bloque l'affectivité, la relation à l'autre est rompue, l'autre devient une sorte d'objet. Lorsque l'affectivité refuse d'être questionnée par la raison, la relation à l'autre peut devenir arbitraire. Si l'on censure son affectivité, on se coupe de soi-même. Si on laisse son affectivité déborder, on perd son équilibre et l'on ne peut plus aider autrui. Si l'on s'intéresse à l'autre handicapé pour résoudre un problème personnel, on ne l'aime pas vraiment. Si on aime l'autre, c'est qu'on le considère, malgré son handicap, comme égal à soi…

La piste qui se dégage avec netteté est de consacrer une fois par semaine environ une heure à échanger sur « raison et sentiments »[6]. Je leur demande d'inscrire déjà sur leur agenda leur prochain rendez-vous. Ils expriment le souhait de faire le point avec moi de temps en temps[7]. Par courriel, je leur envoie la synthèse de nos réflexions, ouverte à leurs critiques.

Conceptualiser l'expérience

Les émotions n'ont pas été abordées comme choses à gérer – aucun jugement de valeur préalable, aucune injonction n'a été induite. Les émotions ont été intégrées dans l'éventail des « passions de l'âme » – ainsi sont-elles apparues moins redoutables, plus familières. La réflexion philosophique a orienté les regards sur la texture de la pensée humaine – elle a en quelque sorte libéré chacun de l'isolement dans lequel nous mettent nos affects. Le croisement des regards a révélé les traits communs de toute affectivité – à chacun ses craintes, la crainte est humaine.

En s'orientant vers la complexité de l'être humain, la pensée a mis en relief le non-sens corrélatif de toute tentative de gérer ce qui est complexe. Le constat d'une impossible gestion a cependant ouvert le chemin vers une possible maîtrise – penser les ressentis fait passer du subir à une forme d'activité. Cette pensée sur les ressentis a été saisie dans sa double dimension, individuelle et collégiale – faire retour sur soi en situation et échanger avec les autres. Cette pensée a été comprise à la fois comme une acceptation des faits et un dépassement de ceux-ci – prendre acte de son ressenti, puis le surmonter par l'effort de compréhension.

La mise en évidence du caractère singulier de tout sentiment a fait la lumière sur la relation avec l'autre handicapé – la différence dans l'expression des sentiments a lieu sur fond d'affectivité similaire. La similitude a été questionnée à partir du rapport raison/passion – une approche non clinique a permis aux éducateurs de comprendre pourquoi ils sont tant attachés à « leurs » handicapés. À force de vivre avec eux, les éducateurs oublient le handicap pour ne voir que la personne. Le détour par la réflexion sur l'affectivité a également permis d'identifier la posture complexe de l'éducateur, sorte de missionnaire dévoué dans un monde qui purge le professionnalisme de tout rapport à l'irrationnel.

La découverte de leur capacité à philosopher ensemble a donné au travail des éducateurs une autre dimension – ils se sont sentis désenglués du quotidien et aptes à reproduire eux-mêmes ce désenlisement. Cette découverte leur a fait prendre conscience de leur force en tant que groupe – elle a éveillé l'esprit de dialogue et a fondé un nouvel esprit d'équipe.

L'éclairement de Ferdinand Alquié

« La conscience affective est celle qui, face aux enseignements de la raison, exprime le point de vue du moi. Souffrir, se mettre en colère, avoir peur, cela traduit, devant le déroulement objectif des choses, l'exigence propre d'un individu qui se sent lésé, oppose son indignation au cours de la nature, redoute d'être détruit par ce cours. La conscience affective révèle le moi concret. Le sentiment d'exister ne peut se séparer de nos douleurs, de nos plaisirs. Sentir qu'on existe, que l'on est heureux ou que l'on souffre, tout cela n'est qu'un…

Souffrir n'est possible qu'à la première personne : je suis seul à éprouver ma douleur, le savoir que j'en ai n'a rien de commun avec celui du médecin qui me soigne, de l'ami qui me console. Il n'est pas objectif. Dire : je ressens une douleur n'est pas connaître cette douleur, mais lui superposer un jugement étranger à sa nature, ne retenant rien de sa réalité. De ce qu'un tel jugement use d'un terme renvoyant à l'affectif, on ne saurait conclure que l'affectif lui-même soit objectivement connaissable.

Tout homme ayant souffert, il est pourtant possible de rapporter le mot douleur à une expérience commune, et de se donner ainsi l'illusion de posséder un concept de la douleur, maniable comme tout autre, et permettant d'échapper à la solitude. L'affectivité ne rejoint pas pour cela la connaissance intellectuelle, ne nous ouvre pas à la communauté des hommes. Bien plutôt, elle révèle un savoir spécifique et incommunicable, un savoir autre, irréductible à celui que nous donnent la perception et la science. Plaisir, douleur, besoin, désir, constituent des expériences que l'on ne peut transmettre, approfondir, démentir, corriger...

Il y a en nous deux consciences distinctes, ayant chacune sa structure et ses lois propres. Par l'intellectuelle, je pense l'être comme objet. Dans l'affective, je vis si intensément mon rapport à l'être que je ne puis pas le penser. Et ces deux consciences sont non seulement irréductibles, mais opposées. La puissance de chacune diminue lorsque augmente celle de l'autre. Une douleur violente empêche de réfléchir. L'analyse d'une émotion ne peut être tentée par celui qui ressent cette émotion avec force. En revanche, dès qu'elle devient possible, l'analyse atténue et dissipe le trouble...

Si la philosophie ne peut ramener à l'unité conscience affective et conscience connaissante, elle doit s'efforcer de déterminer leurs rapports et d'étudier leurs contacts. Toute expérience psychologique révèle leur dualité et leur affrontement. »[8]

Apprentissages et philosophie
Éducation et culture

Si philosopher c'est apprendre à vivre en apprenant à penser, l'activité philosophique est d'emblée et indissolublement liée à l'apprentissage. C'est ce que Platon a compris en faisant de l'éducation la fondation de la communauté politique juste. C'est ce que tout philosophe soucieux du *bien vivre* politique a perçu, de Locke à Arendt en passant par Kant. Pour ces philosophes, l'éducation est une étape et un versant de l'apprentissage du vivre. Elle concerne surtout les enfants, futurs adultes et porteurs du monde de demain.

Montaigne saisit finement cette articulation. Consacrant son existence entière d'adulte à l'apprentissage du *métier de vivre* et y excellant dans ses *Essais* sans cesse repris et interrompus seulement par la mort, Montaigne se préoccupe de *l'institution des enfants*. Il fustige l'érudition et le formatage pour défendre l'entraînement à la *tête bien faite* qui, s'alimentant à la compagnie des autres, a « les yeux partout ». Montaigne appelle cette éducation philosophique : « Puisque la philosophie est celle qui nous instruit à vivre, et que l'enfance y a sa leçon, comme les autres âges, pourquoi ne la lui communique-t-on ? »

« La philosophie a des discours pour la naissance des hommes comme pour la décrépitude. Au maître de se faire le médiateur vivant des propos des philosophes qui apprennent à l'enfant à cheminer dans l'existence. »[9] L'idée de Montaigne est intensément reprise par Arendt : « On ne peut éduquer sans en même temps enseigner. »[10] Enseigner, c'est transmettre le désir de comprendre et les lumières nécessaires pour comprendre. L'éducation est culture de l'esprit à travers la tradition culturelle.

L'éducation sans culture est un non-sens, elle dégénère soit en « animation » – séduire, divertir – soit en « technique » – appliquer une procédure pédagogique prédéfinie. Le mélange le plus abject, que l'on retrouve en entreprise comme à l'école, c'est l'abattage d'une technique enrobée d'animation, elle-même appliquant des « techniques d'animation ». Nous sommes ici dans un jeu qui défait l'enjeu même de l'éducation, qui est de réussir l'articulation entre apprendre à vivre, apprendre à penser et s'approprier l'héritage culturel.

Nous traversons, depuis plusieurs décennies, une crise redoutable de l'éducation. L'augmentation des effectifs, les nouvelles technologies de l'information et de la communication, les problèmes d'intégration des populations immigrées bouleversent conjointement le rapport à l'autorité, au savoir, à la différence et au temps. Cette crise a pour conséquence d'amener dans le monde du travail des adultes immatures et incultes. Souffrance et violence sont les effets de cette immaturité et de cette inculture.

Éducation des adultes et dialogue philosophique

Hannah Arendt relie la crise de l'éducation à l'incapacité actuelle des adultes à enseigner aux enfants et aux adolescents ce qu'est le monde, afin qu'ils puissent, à partir des lumières du passé, inventer l'avenir. Cette incapacité, liée conjointement à la crise de l'autorité et à la rupture du lien avec la tradition, s'exprime, entre autres, par la tendance à traiter les enfants comme des adultes, à vouloir les responsabiliser dès leur plus jeune âge, et à les priver ainsi d'emblée du merveilleux de l'enfance – le merveilleux consistant à regarder la réalité à travers la fraîcheur d'un regard qui vient de naître[11].

Ce constat est lié à l'affirmation que l'éducation s'arrête à la fin de l'adolescence et qu'il est, par conséquent, aberrant de parler d'éducation à propos des adultes[12]. Je pense, au contraire, avec Jaspers, que le contexte actuel nous contraint à envisager cette éducation[13]. La société technicienne, issue de l'hyperspécialisation scientifique et du cloisonnement corrélatif des domaines, a morcelé le monde. Elle nous fait perdre de vue l'unité de la réalité[14]. L'accélération de la vitesse de tous les changements nous propulse dans un futur coupé du passé, en ôtant à l'éducation son socle culturel. Les responsables de l'éducation sont saisis d'une inquiétude qu'ils cherchent à expurger en multipliant les expériences pédagogiques, elles-mêmes associées à l'invention de techniques d'apprentissage[15].

L'avènement d'Internet supprime les frontières auxquelles nous étions habitués et grâce auxquelles nous faisions l'épreuve de la « réalité réelle ». La *réalité virtuelle* brouille la ligne de séparation entre ce qui relève de la nécessité et ce qui relève de la simulation et du caprice, au point de déréaliser la mort. L'accès immédiat aux informations perturbe le désir d'apprendre, qui se nourrit de manque et de quête, tout en confondant le discernement. La communication immédiate avec d'autres, connus et inconnus, et la constitution de réseaux humains peuvent autant donner l'illusion de se relier et d'agir que créer des relations et susciter des actions.

Dans ce contexte de brouillage des repères, qui sème la confusion chez ceux-là mêmes qui sont chargés de l'instruction et de l'éducation des enfants et des adolescents, une éducation des adultes semble nécessaire. Pour apprendre à vivre dans ce nouvel âge prométhéen où nous sommes entrés depuis la fission de l'atome (voir p. 281), nous devons nous construire en construisant une nouvelle culture qui soit à la fois accessible à tous et qui reste néanmoins une culture[16]. Une culture qui soit accessible à tous sans pour autant se dégrader en culture de masse, culture du *digest* facile, culture consommable durant les loisirs[17].

Le dialogue philosophique est la matrice et le ciment de cette création. Il est accessible aux enfants dès lors qu'on les encourage à formuler leurs questions et à y apporter leur lumière qui vient, toute fraîche, de leur aurore. Il est praticable par les élèves de tout niveau et de toute condition sociale dès lors qu'on les encourage à formuler clairement leurs pensées et à les confronter avec celles des autres[18]. Il est praticable par les adultes, quels que soient leur degré d'instruction, leur profession, leur situation, dès lors qu'on les encourage à penser par eux-mêmes en s'ouvrant aux points de vue des autres.

Le dialogue philosophique construit les individus en les entraînant à construire à leur tour les moyens pour appréhender le monde nouveau qui pointe. Habermas note que les grands thèmes de l'utilisation de l'énergie nucléaire, des manipulations génétiques, des menaces écologiques n'ont été identifiés et énoncés ni par les représentants de l'État ni par ses experts, mais par la discussion entre des personnes concernées par les situations concrètes[19]. En somme, le dialogue mené avec méthode est le terreau de la culture de demain.

L'UNESCO et l'éducation par la philosophie

Les fondateurs de l'UNESCO[20] ont d'emblée associé l'acheminement de l'humanité vers la paix à la défense et à la propagation de l'enseignement philosophique[21]. Celui-ci a été défini comme une activité d'éducation de l'opinion publique par l'éveil des individus à la conscience de leur dignité et de leur liberté. Jeanne Hersch, première directrice de la section philosophie de l'UNESCO créée en 1966, reliait philosophie et *vie véritable* : « Quels sont les critères d'une véritable vie ? Ce n'est pas le bonheur. C'est l'existence d'une liberté responsable, qui n'est pas une abstraction morale, mais une impulsion du cœur de l'être de l'homme ; c'est l'imminence de ce qu'il a à faire en assumant ce qu'il est au milieu des hommes. »[22]

La finalité de la philosophie n'est pas, en effet, le bonheur mais la liberté responsable. Cette précision est fondamentale à trois titres. Premièrement, elle distingue résolument l'éducation apportée par la philosophie des démarches qui visent le bien-être personnel ou l'efficacité professionnelle. Ensuite, définissant la liberté par l'élan pour accomplir son être d'homme parmi les hommes, elle enracine la philosophie dans l'esprit qui, étranger aux recettes toutes faites, invente son cheminement. Enfin, en liant indissolublement la liberté à la prise en charge de soi ouverte aux autres et à l'intérêt humainement commun, elle assigne à la philosophie une mission éminemment politique : celle de civiliser l'humanité.

Depuis 2006, dans le cadre de la Journée mondiale de la philosophie, l'UNESCO ouvre ses portes à ce qu'elle nomme les « nouvelles pratiques philosophiques ». Celles-ci recouvrent les manières non traditionnelles de faire de la philosophie. Parmi celles-ci figurent le dialogue pour les enfants, le café philo, la consultation philosophique. Le problème est, à mon sens, que la présentation des nouvelles pratiques tend à se confondre avec la juxtaposition de « techniques pédagogiques » différentes[23]. Or, l'exercice de la philosophie est une éducation qui, en tant que telle, transcende toute technique.

Formation et consultation philosophique

Éduquer, comme la racine *ex ducere* l'indique, c'est tirer l'individu hors de son petit moi, hors de sa confusion, hors de ses préjugés, c'est l'encourager à se conduire en transcendant ses pesanteurs et en se libérant des tutelles. Former, c'est formater, conformer aux normes de l'activité ou du comportement que l'on souhaite obtenir, entraîner à appliquer les procédés acquis. Le consultant philosophe ne forme pas, mais éveille et développe chez ses interlocuteurs l'unique outil capable de manier habilement tous les autres : l'esprit qui comprend.

Ce faisant, le consultant philosophe se distingue du formateur en management jusqu'à s'y opposer. Le formateur en management en suit les modes en entraînant au comment « déléguer », « responsabiliser », « évaluer », « motiver », « convaincre », « faire adhérer ». Il n'interroge pas la pertinence des mots utilisés ni des actes demandés. Par exemple, le fait d'attribuer au verbe « motiver » la signification psychologique de « donner de la motivation » n'est-elle pas une aberration ? Chacun ne puise-t-il pas les moteurs de son action en lui-même ? Le formateur en management n'interroge pas les aliénations dissimulées derrière ces actes en apparence anodins. L'« évaluation » permanente, introduite pour renforcer la motivation et l'équité, n'est-elle pas le nouveau moyen de surveiller et punir le salarié[24] ? S'il laisse une place aux questions, les questions ne le feront jamais dévier de son programme, qui est son obligation de résultats envers l'entreprise.

Le consultant philosophe choisit des thèmes d'intérêt humain et aborde, par ce détour, les situations rencontrées par le manager. Il n'hésite pas à critiquer le langage managérial, sachant par expérience qu'un individu ne participe vraiment qu'à ce qu'il comprend et n'est efficace que s'il y trouve humainement son propre compte. Il interroge les nouvelles aliénations, misant sur la lucidité et le courage des individus pour améliorer les conditions de leur travail. Il accorde la première importance aux questions et ne craint jamais de sortir de son sujet. Ayant posé clairement le cadre de ce qui doit être compris, il mise sur les détours pour amener les participants plus rapidement et plus essentiellement au cœur du sujet et de leur sujet.

Quand il intervient dans un autre type d'organisation que l'entreprise, le consultant philosophe prend soin d'identifier le thème qui recouvre, au mieux, le besoin exprimé. À partir de là, il intervient sans autre intention que celle de contribuer à l'éclairement de la difficulté pour permettre aux personnes intéressées de mieux les vivre et d'être professionnellement à la fois en accord avec elles-mêmes et pertinentes. Sans grille de lecture, sans techniques, pratiquant seulement l'éthique de la discussion et la méthode du dialogue, il découvre, en même temps que les participants, les pistes pour mieux agir et vivre.

---

1. Constatant l'intérêt de l'approche philosophique dans l'accompagnement des projets, quelques directeurs des ressources humaines ont eu l'idée de m'associer à des formateurs en management. Je suis ainsi intervenue à plusieurs reprises avec une théologienne, consultante en management, Catherine Redelsperger, et avec un sociologue, également consultant et formateur, Jean Seyller. Pendant plusieurs années, ces formations mixtes ont puisé leur matériau dans le dialogue avec les salariés sur l'objet de la formation, et dans les exemples apportés par eux. Mais elles ont inclu des simulations, des jeux de rôles et des apports d'outils que les participants accueillaient avec joie, mais que je supportais mal

pour ma part. Un jour, confortée dans la légitimité de mon métier par la relecture de Jaspers, j'ai proposé d'intervenir seule. Et c'est à partir de ce jour-là que j'ai expérimenté l'efficacité supérieure de la « formation » philosophique.
2. La référence à Bergson est très utile lors de cette formation sur la confiance.
3. Stefano Maso est l'un des professeurs de philosophie du master de la *Consulenza filosofica* à l'université Ca' Foscari de Venise.
4. *Le paradigme perdu, la nature humaine*, p. 103 et p. 118-120.
5. Descartes, *Méditations métaphysiques*, II, p. 420-421.
6. Certains ont évoqué le film qui porte le même nom, à partir du roman de Jane Austen.
7. Cette consultation a comporté une journée suivie de quatre séances de deux heures.
8. *La conscience affective*, p. 20-26.
9. *Essais*, I, chapitre XXVI.
10. « La crise de l'éducation », in *La crise de la culture*, p. 251.
11. *Ibid.*, p. 251-252.
12. *Ibid.*, p. 251.
13. *La situation spirituelle de notre époque*, p. 121-123.
14. Cf. Husserl, *La Crise des sciences européennes et la phénoménologie transcendantale*.
15. *La situation spirituelle de notre époque*, p. 122.
16. Le terme allemand de *Bildung*, utilisé par Jaspers et qui désigne la construction, prend ici tout son sens.
17. Sur la critique de la dégradation de la culture en culture de masse, cf. H. Arendt, « La crise de la culture » in *La crise de la culture*.
18. Référence aux dialogues philosophiques pour enfants et adolescents, qui prennent de plus en plus d'ampleur.
19. *Droit et démocratie*, p. 409.
20. Organisation internationale pour l'éducation, la science et la culture, créée en 1945.
21. Cf. Patrice Vermeren, *La philosophie saisie par l'UNESCO*.

22. « Les droits de l'homme, une des conditions de la paix », in *L'exigence absolue de la liberté*, p. 83.
23. Cf. les *Colloques sur les nouvelles pratiques philosophiques* organisés par l'UNESCO de Paris depuis 2006.
24. Cf. Jean-Pierre Le Goff, *La barbarie douce*.

V. Consultation philosophique et mondes associatifs

Parmi mes premiers clients a figuré la directrice d'une association d'accueil d'immigrés en grande difficulté. Cette femme était convaincue de la nécessité d'une réflexion philosophique au niveau de l'équipe des accueillants. Notre échange sur les façons possibles de combattre la violence dans les banlieues appelées « sensibles » m'a donné envie d'aller expérimenter la justesse d'une intuition. Je sentais qu'il ne servait à rien de « lutter contre » la violence, pas plus qu'il ne me semblait utile, quand j'étais professeur, de « lutter contre » l'échec. Je sentais qu'il était nécessaire d'aborder la violence et l'échec de façon détournée, en croyant intimement et intensément à la possibilité de la paix et de la réussite. Plusieurs m'ont félicitée pour mon courage d'aller travailler en banlieue tout en me prévenant des désillusions à vivre. J'ai, une fois encore, préféré l'expérience à la prévention.

À partir de la sollicitation de cette directrice d'association, venue en consultation juste après le directeur des ressources humaines, mon métier de philosophe consultant a pris une nouvelle orientation. J'ai choisi de travailler avec des personnes dont les demandes étaient liées à des situations professionnelles. Ce choix reposait sur deux raisons. D'une part, je souhaitais me débarrasser d'une clientèle que je qualifierais d'oisive car elle venait bavarder avec moi pour passer le temps[1]. D'autre part, je cherchais une manière d'être utile à la société. Instinctivement, j'ai choisi de demander une bonne rémunération aux entreprises et d'offrir mes services aux organisations financièrement faibles ou franchement démunies.

Récits de consultations

Le sens de l'accueil

La directrice d'une association d'accueil d'enfants d'immigrés en détresse choisit d'offrir à son équipe, à côté de la « supervision » faite par une psychanalyste, une « supervision philosophique ». La particularité de l'association est d'accueillir parents et enfants en même temps et, à travers le « papotage » autour d'activités simples – cuisiner, coudre, jouer –, d'« éduquer » les parents à éduquer leurs enfants. En somme, le but de l'association est d'éduquer le lien entre le parent et l'enfant en amenant l'un et l'autre à s'exprimer en français. Il s'agit en somme de ne pas se substituer à l'autorité parentale, mais d'aider le parent à asseoir son autorité et à apprivoiser la culture française.

Je propose le terme d'« accompagnement philosophique », expliquant que je ne « supervise » rien du tout. Cette précision me sert d'introduction auprès des dix personnes qui composent l'équipe pluridisciplinaire. Elles me demandent d'emblée une réflexion pour mieux comprendre d'une part les principes fondateurs de l'association, d'autre part les difficultés rencontrées au quotidien. Parmi les principes fondateurs, il y a « accueil du lien », « neutralité du lieu », « tolérance », « exigence ». Deux difficultés majeures sont rencontrées au quotidien : d'une part, les mères ont tendance à se décharger de leur enfant en le confiant à l'accueillant ; d'autre part, les pères, pourtant disponibles à cause de leur situation de chômeurs, ne viennent pas car ils trouvent que le bavardage est une affaire de bonnes femmes.

Nous fixons un accompagnement philosophique par mois. Les séances sont consacrées à des analyses conceptuelles éclairées par des situations vécues. Le premier dialogue a pour objet : « Qu'est-ce qu'accueillir ? » ; le deuxième : « Qu'est-ce qu'accueillir ce lien particulier qu'est la filiation ? » La rencontre entre la philosophie et les cas concrets est formidablement fertile. Nous sommes obligés de penser à la filiation dans notre société occidentale et dans les familles « normales » avant d'aborder les difficultés des familles d'étrangers. Ce détour nous conduit à une radiographie de notre culture fortement marquée par le christianisme ainsi qu'à une problématisation de la « laïcité ». La mise en relief d'une série d'ambiguïtés véhiculées par notre culture nous renvoie directement au principe de « neutralité » du lieu. Un lieu neutre est-il possible ? Le fait de choisir une langue à l'exclusion des autres n'est pas neutre du tout…

L'avantage de ces éclairements n'est pas seulement de faire découvrir aux accueillants la complexité de leur travail, mais aussi de comprendre certaines résistances des parents à leur travail. À cet avantage s'ajoute un bénéfice secondaire, qui est le renforcement de l'esprit d'équipe. D'une part, chacun apporte l'éclairage de sa formation initiale et les différents apports s'avèrent complémentaires. D'autre part, en suscitant la confrontation d'idées divergentes, le dialogue philosophique permet aux uns de prendre connaissance des représentations des autres et à tous de mettre leurs préjugés à l'épreuve de la critique. À chaque fin de séance, je fais la synthèse de ce que l'équipe a produit et chaque document, complété et corrigé par les accueillants, marque le franchissement d'une étape dans la compréhension.

Les fruits de la réflexion en commun rendent nécessaire une révision des moyens pédagogiques. Si faire un gâteau ou jouer ensemble permet aux accueillants de partager et faire partager beaucoup de choses, se réunir autour d'un récit a une autre fonction tout aussi importante. Au fil du temps, l'association fait appel à une conteuse, introduit des cours de soutien scolaire auxquels participent les parents, crée un goûter-réflexion pour les parents, etc. Chaque nouveauté est considérée comme non définitive et se trouve reprise au niveau de la réflexion. Celle-ci aboutit à une remise en question des principes fondateurs. On se demande, par exemple, s'il ne serait pas opportun de célébrer aussi les fêtes musulmanes, ou de sortir des murs et d'organiser, avec les parents et les enfants, des fêtes de quartier.

Au bout de trois ans d'accompagnement philosophique, les accueillants éprouvent le besoin de rédiger un rapport d'expérience qui questionnerait l'expérience au lieu de la décrire. Le projet est soumis à la Fondation de France, qui finance ceux qui acceptent de travailler à ce projet en dehors de leurs heures de travail[2]. Le « rapport d'expérience » est sélectionné par l'UNESCO comme témoignage des dix expériences les plus innovantes en termes d'accueil et d'éducation des enfants dans les quartiers difficiles. Sa présentation à Paris lors de la Journée mondiale de l'enfance donne un nouveau souffle tant aux accueillants qu'à l'association. Le nouveau problème à traiter devient : « Comment concilier accueil et refus d'un bon nombre de familles en raison du peu de places disponibles ? »[3]

Définir pour comprendre et se comprendre

La substitution de la notion d'« accompagnement philosophique » à celle de « supervision » a signifié d'emblée la fonction de la philosophie et la position du consultant philosophe. L'altitude que la philosophie permet de prendre n'a rien à voir avec le contrôle exercé par un expert sur le travail effectué par les autres. Lorsque les professionnels décrivent un cas qui leur pose problème, le consultant philosophe ne renvoie pas le professionnel à ses propres irrésolus psychiques mais repère un thème d'intérêt commun qui intéresse tout le monde. Du coup, la remise en question ne concerne pas le rapport de soi à soi, mais le rapport aux principes de l'association et aux situations que ces principes induisent au quotidien.

L'analyse conceptuelle des principes de l'association a mis en relief la difficulté de leur mise en pratique. À l'examen, le principe de « neutralité » s'est avéré inapproprié. Si le lieu accueille indistinctement des familles de toute confession, la célébration de la fête de Noël, qui plaît tant aux enfants, témoigne d'une certaine appartenance culturelle. Du coup sont devenues compréhensibles les résistances de certains parents et s'est avérée nécessaire la célébration parallèle de la fête musulmane du mouton. Le terme de « lieu pluriculturel » a semblé mieux convenir. Adoptée, cette notion a inspiré aussitôt l'idée d'introduire la coutume des contes. Le récit, en français, de contes qui viennent du monde entier signifie en même temps la nécessité d'apprendre la langue du pays d'accueil et l'ouverture de ce pays aux cultures étrangères.

L'éclairage des comportements aberrants de certains parents à partir de l'approfondissement de notre culture rationaliste, individualiste et sécuritaire a permis à certains accueillants de surmonter certaines indignations, voire certains éclats de colère. La situation de la mission de cette association dans le contexte de la société française, à la fois accueillante et excluante, a permis de repenser la relation de cette association aux autres institutions du quartier et notamment à l'école. Cette réflexion a inspiré des idées de partenariats et de collaboration qui, à l'expérience, se sont montrés particulièrement fertiles.

La rédaction d'un document de synthèse à la fin de chaque consultation a fait apparaître la cohérence de dits et de faits qui, sur le coup, semblaient épars. En même temps, la succession des synthèses a mis en évidence le besoin de renouveler le questionnement. Cette double mise en perspective a fait naître l'idée de construire un rapport d'expérience pour se contraindre à réfléchir à la fois sur le sens du chemin parcouru et sur le sens à donner au chemin à parcourir. L'idée de se faire financer pour ce travail a pris source dans une réflexion philosophique sur l'autonomie de l'association.

La sélection du rapport pour sa présentation à l'UNESCO a eu un effet décisif sur le moral des troupes. Reconnus tant dans leur activité quotidienne que dans leur capacité de communiquer à d'autres le fruit de leur expérience, les accueillants ont franchi un seuil de maturité. Le franchissement de ce seuil leur a donné le courage de chercher de nouvelles subventions et ainsi d'améliorer les conditions matérielles de l'accueil. Aussi, après cinq années d'expérience, l'association est entrée dans une nouvelle étape, engageant des actions hors de ses murs pour impliquer l'ensemble du quartier.

L'éclairement de l'équipe[4]

« La neutralité est le caractère d'une personne ou d'une organisation qui s'abstient de prendre parti. Attitude de non-intervention, la neutralité renvoie à deux cas de figure. On peut ne pas prendre parti en s'abstenant de juger une situation. On peut ne pas prendre parti en jugeant mais en refusant d'intervenir. Dans les deux cas, le problème de la neutralité se pose dès lors que la nature de la situation appelle un arbitrage.

Si être neutre, c'est ne pas juger, on peut se demander si une telle attitude est possible. N'est-il pas dans la nature de l'être humain de porter un jugement sur les autres et sur les événements ? Si être neutre, c'est ne pas intervenir alors même que l'on estime qu'une prise de position pourrait aider autrui ou clarifier une situation, on peut se demander si une telle façon de se conduire est souhaitable. N'avons-nous pas l'obligation de prendre parti dès lors que nous estimons que la non-intervention et le silence constituent un péril ? Si être neutre, c'est ne manifester de préférence pour aucune religion, notre fête de Noël n'est-elle pas une preuve de non-neutralité ? Si être neutre, c'est ne dépendre d'aucune idéologie, le fait que notre association soit subventionnée par des instances politiques ne porte-t-il pas atteinte à sa neutralité ?

C'est lorsque les accueillants estiment que la santé et l'intégrité d'un enfant sont mises en péril que le principe de neutralité pose problème. Faut-il signaler aux instances compétentes ce genre de cas ? Si la réponse du citoyen est oui, puisqu'il est de sa responsabilité de porter assistance à personne en danger, la réponse du professionnel de l'association n'est pas évidente. Car l'accueillant a la confiance des familles justement parce qu'elles le savent tenu par le secret professionnel.

Le repérage de la complexité du problème nous renvoie à certaines questions. Quel est exactement notre métier ? Nous ne sommes pas des travailleurs sociaux, nous sommes des prestataires de services dans un quartier socialement sensible et dans une structure qui reconnaît les parents comme responsables de leurs enfants. Quels sont les services que nous assurons ? L'écoute, la sécurité, la rencontre, l'aide au positionnement, l'apprentissage, le soutien, le conseil. Quel genre de conseils proposons-nous ? L'indication de plusieurs pistes d'action dès lors que, dans le dialogue avec un parent, nous mettons le doigt sur un besoin.

Nos peurs, nos hésitations et nos questions n'expriment-elles pas notre difficulté à accepter nos limites ? Plutôt que de revenir de *façon récurrente sur le thème de notre neutralité ne ferions-nous pas mieux d'élucider, entre nous, ce que nous pouvons faire et ce dont nous ne pouvons pas assumer la responsabilité ? De l'acceptation de nos limites émergera, peut-être, la découverte d'un mode d'accompagnement des familles qui, sans être un signalement, permette à la famille de profiter de toutes les ressources mises en place par la collectivité.* »[5]

Le sens du courage

La directrice d'une association d'action sociale en milieu ouvert me demande de proposer quelques journées de formation à son équipe d'éducateurs spécialisés et d'éducateurs sociaux. Ces personnes s'occupent tout spécialement de la protection des enfants exposés à la violence de leurs parents. Les responsabilités liées à leur activité sont définies par tout un dispositif législatif qui entre parfois en conflit avec la complexité des situations réelles. Lors de mon échange avec la directrice, la question centrale s'avère la suivante : « Comment protéger les enfants tout en prenant personnellement certaines initiatives qui, sans enfreindre la loi, utilisent les marges que celle-ci laisse ? »

Ensemble nous fixons trois journées, espacées de deux mois et dont la finalité serait d'encourager l'initiative en affinant le discernement. Comme l'équipe est composée d'environ vingt personnes[6], je propose de débuter chaque séance par un exposé sur un thème bien ciblé pour amorcer le dialogue. Les thèmes choisis sont : le risque et le danger, l'autorité, la responsabilité. En commençant avec le premier thème, je prends moi-même le risque de présenter une virulente critique de notre société sécuritaire. Mais je prends en même temps la précaution de souligner le caractère subjectif, et donc partiel et relatif, de mon initiative.

Opérant philosophiquement la distinction entre la présence objective d'un péril et une menace réelle ou imaginée, j'insiste sur la tendance à vouloir tout « sécuriser », entraînée par la confusion entre le réel, le probable et le possible, entre l'expérience, la connaissance et l'interprétation. Le dialogue s'engage sur la confusion qui, à leurs yeux, a atteint le législateur lui-même. Soucieux de prévenir les risques, qu'il se représente déjà comme des dangers imminents, le législateur bloque la part de chance que toute prise de risque bienveillante introduit dans le monde. Les participants donnent des exemples à partir de leurs expériences respectives. Les différentes réactions témoignent de fortes différences dans les tempéraments sur fond d'accord théorique. Si tous s'accordent pour dire qu'une démocratie qui érige la sécurité en valeur centrale nuit au sens des responsabilités et à l'affirmation de l'autorité – du parent, du maître, du politique –, certains sont beaucoup moins prêts que d'autres à s'éloigner des règles établies.

Quelques-uns font remarquer que cette réticence relève d'un manque de courage. Comme ce jugement de valeur ne saurait favoriser une sortie de la réserve, je propose une réflexion sur la prudence. Nous voici embarqués du côté du principe de précaution et de ses excès. Mais nous voici aussi conduits, par la philosophie, chez Aristote qui, sous le terme de *phronesis* qui désigne la prudence, introduit la nécessité, lors de la délibération qui précède la décision, de peser les données de la réalité et le rapport entre la fin visée et les moyens. Grâce à Aristote, nous sommes aussi éclairés sur la vertu de courage, qui se situe entre les deux excès que sont la témérité et la lâcheté. Cette référence est salutaire. Elle permet, en effet, de prendre la juste mesure de ce qui est appelé courage. Aristote, enfin, nous permet de voir qu'il est de notre devoir moral de remédier à la généralité de la loi par une action corrective relevant de notre initiative.

Le détour par l'autorité de ce philosophe s'avère libérateur. Les plus timorés apprivoisent les marges de manœuvre que les plus audacieux leur indiquent. Les plus audacieux comprennent que la seule façon pour les plus timorés de vaincre leur réserve est d'être encouragés et non pas blâmés. D'ailleurs, la plupart des participants établissent un lien entre ce qui les concerne eux, et ce qu'ils expérimentent dans leur rapport avec les enfants dont ils ont la charge : la trop grande protection inhibe la confiance en soi dont ces enfants ont besoin pour surmonter ce qui leur arrive. La réflexion s'oriente vers la relation de l'acteur social avec l'enfant. Se pose alors la question, non pas de l'autorité parentale, mais de l'autorité de l'acteur social qui se trouve dans une posture objectivement inconfortable. Placé par le juge comme médiateur dans une famille, il apparaît comme le censeur, alors que, s'il fait bien son métier, il est l'éducateur des liens.

La première journée définit le thème de la seconde : il sera question de la posture de l'acteur social en milieu ouvert. Après la troisième journée, je propose des séances d'une demi-journée avec ceux qui souhaitent aller plus loin. Le plus loin signifie « plus à fond en eux-mêmes ».

Pointer la question cruciale

L'exposé philosophique a rassemblé ce grand groupe par l'attention suscitée pour un thème d'intérêt commun en invitant chacun à exercer son esprit critique. Les distinctions conceptuelles ont présenté la démarche philosophique tout en préparant le terrain des prises de conscience. La liberté laissée pour les objections, les questions et les propositions a assuré chacun de sa capacité de tenir une réflexion de bon niveau. La présence discrète de la directrice de l'association a été, de ce point de vue, d'un soutien déterminant.

L'approche philosophique a conduit les participants à mettre le doigt sur le point névralgique de leur action et de leurs relations. Le courage requis pour adapter la contrainte de la règle à la nécessité de la réalité était en même temps le sujet non dit de leur discorde. Or, le non-dit pollue les rapports humains en faisant obstacle à l'avancée individuelle et commune. Pouvoir se mesurer par rapport à une définition non héroïque du courage fondée sur l'autorité d'un grand philosophe a permis à tous de sortir du préjugé, qui juge par avance de la valeur d'autrui et de soi.

En somme, l'événement heureux de cette journée a été la mise en évidence du rapport au courage. Ce genre de bonheur advient presque infailliblement quand le choix du thème philosophique est pertinent par rapport à la situation qu'il faut éclairer. Si le nombre de participants n'a pas permis d'engager ici une communication existentielle, le prolongement de ces journées a rendu cela possible.

L'éclairement de Jean Baudrillard

« Autre forme de contrôle social sous la forme du chantage à la vie et à la survie : la sécurité. Elle est partout présente pour nous aujourd'hui, et les "forces de sécurité" vont de l'assurance vie et de la Sécurité sociale à la ceinture automobile… "Bouclez-la" dit un slogan publicitaire sur la ceinture de sécurité. Bien sûr, la sécurité est une entreprise industrielle, comme l'écologie qui en

est l'extension au niveau de l'espèce : partout est en jeu une convertibilité de la mort, de l'accident, de la maladie, de la pollution, en surprofit capitaliste. Mais il s'agit surtout de la pire répression qui consiste à vous déposséder de votre propre mort, celle dont chacun rêve du fond de son instinct de conservation. Nécessité de déposséder chacun de la possibilité ultime de se donner la mort – dernière "échappée belle" de la vie cernée par le système...

Tuer l'exigence de mort. Pour que vivent les hommes ? Non : pour qu'ils meurent de la seule mort autorisée par le système – vivants séparés de leur mort et qui n'échangent plus que la forme de leur survie, sous le signe de l'assurance tous risques. Ainsi de la sécurité automobile. Momifié dans son serre-tête, ses ceintures, ses attributs de la sécurité, ficelé dans le mythe de la sécurité, le conducteur n'est plus qu'un cadavre, enfermé dans une autre mort, non mythique celle-là : neutre et objective comme la technique, silencieuse et artisanale. Rivé à sa machine, encloué sur elle, il ne court plus le risque de mourir, puisqu'il est déjà mort. Là est le secret de la sécurité, comme du bifteck sous cellophane : vous entourer d'un sarcophage pour vous empêcher de mourir.

Toute la culture technique crée un milieu artificiel de mort... Vivant de la production de la mort, le capital a beau jeu de produire de la sécurité : c'est la même chose. La sécurité est le prolongement industriel de la mort, tout comme l'écologie est le prolongement industriel de la production. Quelques bandelettes de plus au sarcophage… Le "social" commence avec la prise en charge de la mort. »[7]

Démarches associatives et philosophie
Travail social et action citoyenne

Dans l'érosion des liens sociaux générée par l'institutionnalisation des aides, l'informatisation des services et la financiarisation de l'économie, un bon nombre d'associations deviennent des instances d'accueil et d'humanisation. En tant que telles, ces associations créent un lieu où ceux qui sont en difficulté peuvent montrer librement leur faiblesse sans craindre d'être exploités ou jugés. Cette autorisation, en libérant progressivement de la faiblesse, offre à chacun l'opportunité de révéler les potentialités qui sommeillent en dessous de la faiblesse et par-delà celle-ci.

Sur le terrain de cette prise de confiance peut naître, par la suite, la conscience citoyenne. C'est, en tout cas, le pari que font les accueillants d'enfants et de jeunes issus de milieux problématiques. En intervenant également auprès de conseillers de l'insertion travaillant dans le cadre d'associations ou de missions locales, je constate que quelques-uns d'entre eux ont eu un passé difficile qu'ils ont pu dépasser grâce au soutien d'une association. Le choix de leur métier de conseiller puise l'une de ses sources dans le désir d'interrompre la chaîne infernale qu'ils ont failli eux-mêmes perpétuer. Peut-être le choix d'accompagner ceux que notre société laisse sur le bord de sa route est-il l'une des expressions actuelles de l'action véritablement citoyenne.

La proximité me semble être le trait caractéristique de cette action. L'homme à soutenir existe en chair et en sang ici et maintenant. À force de déporter notre citoyenneté dans le monde entier et dans l'avenir, arguant de l'imminente catastrophe qui menace notre planète, nous risquons de nous démettre de nos devoirs à l'égard de notre prochain.

Je suis frappée par le contraste entre les trompettes du développement durable, qui accompagnent l'orchestre du nouveau marché ouvert par le respect de l'environnement, et les aiguilles fines qui tricotent du lien et de la confiance indépendamment de toute finalité lucrative. S'il est important d'agir en tenant compte de la santé de la planète, de l'équité pour les hommes qui y habitent et du devenir de l'humanité, à trop regarder le futur, on néglige le présent sans lequel le futur espéré ne peut pas advenir.

Le travail associatif pour éveiller à la confiance et à la conscience ceux que leurs conditions de vie orientent vers le désarroi et l'aveuglement est très proche de l'intention philosophique. Ici et là, il s'agit d'accueil et d'éveil. Ici et là, il s'agit de tisser grâce à l'échange parlé une relation d'amitié. Il est intéressant de rappeler que philanthropie et philosophie se rejoignent par la première racine de leur concept. La philosophie est une philanthropie dans la mesure où elle vise l'éclairement et l'amélioration de la condition de l'homme. La philanthropie repose sur la philosophie dans la mesure où elle n'est efficace que si elle prend en compte aussi l'esprit.

Action sociale et abstraction politique

Les freins que rencontrent dans leur élan ces activités citoyennes philanthropiques sont paradoxalement créés par la société qui subventionne les associations d'accueil et qui met en place des structures d'insertion. Le financeur demande des résultats quantitatifs et, assimilant l'insertion sociale à l'insertion scolaire et professionnelle, il se montre impatient de chiffres prouvant formellement la régression de l'échec scolaire et du taux de chômage. La tyrannie de l'impatience quantitative sévit aussi là où la patience et la qualité sont les seuls vecteurs d'efficacité.

À ces freins à la sérénité de l'action, voire à l'action elle-même, s'ajoute un écran dressé par l'*establishment*. Les responsables politiques préfèrent l'expertise à l'expérience, la théorie à la pratique. Ainsi, au lieu de puiser dans le trésor des informations et des idées amassées au niveau des interventions de terrain, la société établie continue d'écouter ses experts de l'exclusion et ses théoriciens de l'insertion.

Cette situation est renforcée par le fait que les acteurs du travail social ne sont pas eux-mêmes armés pour conceptualiser leur expérience. Quand ils rédigent des rapports d'expérience ou des mémoires, c'est à usage interne ou pour décrocher une certification. Tout se passe comme s'il n'y avait pas d'escalier entre l'étage des décideurs/financeurs et le rez-de-chaussée des acteurs. La preuve extrême de cette absence de communication est faite chaque fois que les politiques répondent par la répression ou l'abstraction à ce qui a besoin d'une impression de longue haleine dans le concret.

En somme, les instances de la décision font abstraction des instances de l'action. Cette abstraction consiste aussi bien dans la préférence de l'expertise à l'expérience que dans la substitution du critère quantitatif à la qualité. Cette abstraction suit le mouvement induit par la quête du profit qui sacrifie le moyen et long terme au résultat immédiat.

De façon plus radicale, tout se passe comme si l'émergence d'un espace à partir du terrain de l'action était indirectement interdite. Or, une société ne peut se constituer vraiment en cité en fomentant la violence chaotique. Une société nationale ne peut prétendre s'ouvrir à sa mission cosmopolite si elle n'est pas capable de porter la diversité qu'elle porte en son sein. Or, c'est bien le désordre créé par une diversité mal reçue qui mine notre fonds civique et notre civilisation.

Supervision et consultation philosophique

Les accompagnements qui sont accordés aux équipes des associations d'action sociale sont essentiellement des « supervisions » par des psy, tantôt par des psychanalystes, tantôt par des psychothérapeutes systémiques, tantôt par des praticiens de l'analyse transactionnelle. Dans tous les cas, l'attention est focalisée sur les accueillants, en tant qu'individus ayant chacun une histoire propre et en tant que groupe composé par ces individus. Le superviseur, comme son nom l'indique, occupe une place à partir de laquelle il peut voir ce que les autres ne voient pas. Michel Foucault aurait sans doute relevé le lien de parenté entre supervision et surveillance.

La démarche psychanalytique utilise les situations apportées par les participants pour renvoyer chacun à ses irrésolus : « Qu'est-ce que cela évoque en toi ? » ou « Où est-ce que cela t'interpelle ? » sont des questions-types. L'approche systémique est attentive à la place qu'occupent les personnes dans l'équipe et aux interactions entre cette place et le rôle joué dans l'accueil. L'analyse transactionnelle met en évidence les situations où l'individu, au lieu de se comporter en adulte, fait le parent ou l'enfant. Dans tous les cas, la vision sonde les mobiles subjectifs et les interférences intersubjectives. Les psy s'occupent avant tout du psychisme.

L'attitude du consultant philosophe est tout autre. Il ne supervise rien, il cherche à voir avec les autres. Il n'a pas de grille de lecture, il vient avec sa culture générale et avec ses étonnements. Il n'est pas dans l'association libre d'idées et le repérage des éventuels lapsus et actes manqués, mais dans la confrontation libre des points de vue et l'attention à l'usage juste du langage. Il oriente les regards sur l'activité, son contexte, ses destinataires, les actions mises en œuvre. Ce regard permet d'inscrire le particulier dans l'environnement plus large qui lui confère son sens.

La conceptualisation opère le passage à un autre registre, celui de la prise de conscience questionnante et de la discussion fertile. La définition et les approfondissements critiques qu'elle suscite révèlent les nuances qui, dans le travail sur le matériau humain, sont déterminantes. L'inscription des situations dans le contexte de notre civilisation et de la société particulière dans laquelle les actions se déroulent permet de comprendre ce qui, au premier abord, semblait absurde[8]. La contextualisation permet en même temps à la pensée de se projeter au-delà du connu pour inventer des pistes nouvelles.

Le consultant philosophe propose une sorte d'éducation philosophique en instaurant discussion et communication.

La discussion identifie les thèmes et les enjeux culturels, sociaux et politiques. La communication existentielle rend possible la rencontre des individus reliés par une expérience commune. L'éducation philosophique croise l'activité des acteurs sociaux dont l'action fondatrice est d'établir le dialogue et la rencontre avec les personnes qu'ils accompagnent. Plus intensément que ne le fait le consultant philosophe, les acteurs sociaux savent que « le combat violent cesse dès qu'il y a communication »[9].

Mes interventions auprès d'acteurs sociaux m'ont appris ce que sont la générosité et le courage. Cet apprentissage aurait dû me porter à exercer ma responsabilité citoyenne au-delà de l'éclairement apporté par la philosophie. Car une action politique doit être menée pour défendre la voie de la non-violence accueillante et communicative contre les mesures de répression et d'assistance aveugle. Je me dis que le temps est venu pour que je puise dans mon expérience de consultant philosophe la force d'inventer, avec d'autres, une nouvelle voie politique grâce au dialogue philosophique.

---

1. À l'ouverture de mon cabinet de philosophie, j'avais reçu un certain nombre d'hommes et de femmes qui avaient envie de raconter leur vie et non de la comprendre. Et il m'était souvent arrivé de mettre ce genre de clients à la porte. Cette manière saugrenue de renvoyer a, au demeurant, été fort utile à un homme de cinquante-cinq ans, directeur d'un grand négoce dans la ville, et qui venait parler d'un problème que dix ans

d'analyse ne lui avaient pas permis de résoudre. Ayant pris la mesure de mon geste anti-commercial, il s'est senti profondément respecté. Une année après, il m'a invitée à déjeuner pour me dire que le fait de le chasser l'avait ramené à la santé. Je dirais que mon acte, adressé à lui en tant qu'existence, l'a éveillé à sa propre liberté.
2. Ce fut ma seule contribution rémunérée. Mes consultations philosophiques ont été bénévoles.
3. Cette consultation, à raison de deux heures chaque mois, a commencé en 1994 et a duré neuf ans.
4. Texte rédigé par mes soins et synthétisant le premier dialogue sur la neutralité.
5. Texte de synthèse, rédigé par mes soins et validé par l'équipe.
6. Le nombre idéal d'une « formation philosophique » est de sept ou huit personnes. Dix personnes est un maximum : je ne décompose jamais un groupe en sous-groupes, estimant nécessaire la construction d'une dynamique commune.
7. *L'échange symbolique et la mort*, p. 269-271.
8. On peut citer ici certains comportements de mères étrangères qui, extraits de la culture dans laquelle celles-ci ont baigné, semblent aberrants, irresponsables.
9. Jaspers, « Vérité, paix, liberté » in *Essais philosophiques*, p. 46.

VI. Consultation philosophique et mondes de la santé

Chemin faisant, j'ai été sollicitée pour accompagner des professionnels de la santé. Parmi ceux qui venaient me consulter, une infirmière s'interrogeait sur le monde des soins palliatifs vers lequel elle souhaitait s'orienter. Grâce à elle, j'ai eu accès à une école d'infirmiers, à quelques maisons de retraite médicalisées et, de fil en aiguille, à un organisme de la Sécurité sociale. Par mon réseau d'entreprises, des organismes d'assurance maladie complémentaire m'ont appelée. Je n'ai été invitée qu'une fois par une association de médecins.

Mon expérience limitée m'a surtout fait rencontrer la santé sous deux angles différents. D'une part, j'ai rencontré le mal-être des salariés à une époque où le thème du stress commençait à poindre, sans encore constituer ce que j'appellerais le marché de la souffrance au travail. D'autre part, j'ai pu aborder des problématiques sociales posées conjointement par le système assurantiel et le développement des inégalités dans nos sociétés démocratiques. L'engouement actuel pour l'éthique tend à faire oublier que c'est le regard philosophique qui est éminemment utile pour appréhender et combattre les causes de la souffrance et de l'injustice.

Récits de consultations
La souffrance au travail
Première étape
Le médecin du travail d'une caisse régionale d'assurance maladie vient me faire part d'une situation et de son diagnostic. Depuis quelques années, les salariés se sont mis à souffrir de tensions diverses. Cette souffrance avait engendré simultanément une ambiance insalubre et une réelle pathologie pour un nombre important de salariés. Le taux d'absentéisme était élevé. Deux ans plus tôt, des rumeurs concernant le « harcèlement moral » avaient porté le directeur général à solliciter les services d'un consultant psychologue. L'audit mené avait conclu à la présence d'un « stress » périlleux. Selon le médecin du travail, l'intervention du psychologue aurait aggravé la situation : « Avant, on se sentait mal, à présent on se sent malades et on est encore davantage à l'affût du moindre signe de harcèlement. » Le recours au consultant philosophe était, pour le médecin du travail, une piste à tenter.

Je propose de ne pas aborder directement la question du stress mais d'emprunter la voie du détour en engageant des dialogues autour de thèmes permettant aux personnes de se rencontrer sur un terrain non miné. Je suggère aussi d'impliquer les instances de décision et d'influence en amont dans la démarche. Le directeur général me fait confiance, les représentants du personnel acceptent de participer. Nous convenons de l'ouverture de trois ateliers de réflexion en faisant appel au volontariat. Le thème est commun : « Qu'est-ce qu'une entreprise ? Quelle est la particularité – la "culture" – de votre entreprise ? » La finalité de ces ateliers et mon rôle sont clairement définis. La finalité est de bien vivre au travail. Mon rôle est d'accoucher les gens de leurs idées, puis de leur envoyer, pour correction et validation, la synthèse écrite de notre échange. Le médecin et un délégué du personnel sont présents dans chaque atelier pour assurer le lien avec l'entreprise. Le journal interne annonce le sens de la démarche et se charge de communiquer le produit des ateliers.

Le premier atelier est composé par les membres du comité de direction[1], le second par les cadres, le troisième par les assistantes sociales. La durée de la réflexion est de trois fois deux heures. Les fruits des échanges menés parallèlement convergent. Cette entreprise cultive le « flou » – imprécision dans les définitions de fonctions – et souffre d'une forte augmentation de la « pression » aux résultats chiffrés. À la réflexion, il s'avère que la souffrance vient en grande partie du flou, car celui-ci rend la précision quantitative incompréhensible. Dans ce contexte, l'exigence de clarté apparaît comme une condition de santé mentale. « Mais pourquoi ne l'avoir pas dit plus tôt ? » demandai-je à chacun des groupes.

– Parce que nous profitons tous du flou ! » Évidemment, nous échangeons sur les avantages et les inconvénients du flou et tombons sur la conclusion que celui-ci procure une liberté illusoire. Les trois groupes sont agréablement surpris que le même constat soit fait à tous les niveaux.

Deuxième étape

Sur ma suggestion, le directeur général invite l'ensemble des participants à se réunir pour assister à ma présentation orale des résultats des ateliers. Après un exposé rapide, j'invite les présents à y réagir librement. L'échange révèle que la définition des fonctions, aussi nécessaire fût-elle, serait impotente si certains managers ne changeaient pas de comportement. La qualité du management, y compris celle des dirigeants, est ouvertement remise en question. Comme tous stigmatisent l'attitude irrespectueuse d'un certain nombre de responsables, je les invite à définir le respect dans le cadre professionnel. La composition de trois nouveaux ateliers transhiérarchiques et transversaux s'avère nécessaire.

L'élucidation du concept de respect est salutaire. Beaucoup confondaient le respect dû à la personne d'autrui et l'indulgence. Certains, ne disant pas ce qu'ils pensaient, se rattrapaient en faisant des remarques et en exerçant des pressions déplacées. Je les amène à penser le respect dans le cadre professionnel en introduisant la notion de responsabilité.

Le constat qu'ils sont plusieurs à confondre responsabilité et culpabilité nous conduit à clarifier tout un ensemble de concepts. Le recours à Kant et à Jonas nous est fort utile. Le premier permet de définir le respect inconditionnel que nous devons à tout être humain, le second de pointer la dimension sociale de la responsabilité de chacun. Par-delà ces références, nous formulons clairement la situation de l'homme en entreprise : « fin en soi » en tant qu'homme, l'homme est en même temps un « moyen » en tant que salarié. Une fois la situation repérée, nous distinguons entre « utilisation » et « instrumentalisation ».

Le fruit de la réflexion des ateliers converge une fois encore. Tous s'accordent sur la nécessité de compléter la définition des fonctions par la rédaction, en commun, d'une charte éthique des engagements réciproques. Dix personnes se portent volontaires pour travailler à cette élaboration. J'insiste sur la nécessité de la présence du directeur général et celui-ci accepte. Mon rôle est toujours celui de l'accoucheur qui rend attentif aux sens des mots et questionne. Je veille à ce que les engagements soient peu nombreux, mais portent sur l'essentiel et soient très clairement exprimés.

Il en résulte un texte sobre et dense (voir plus loin p. 160). La question est maintenant la suivante : « Comment faire pour que cette charte ne reste pas lettre morte ? » Ce sont les salariés qui forcent en quelque sorte la main du directeur.

Ils proposent qu'une troupe de comédiens professionnels représente à l'ensemble des collaborateurs ce qui se passerait si la charte n'était pas appliquée. Nous remettons au chef de la troupe les synthèses écrites, agrémentées de quelques exemples croustillants apportés par les salariés.

Lors du spectacle qui réunit les cinq cents salariés de l'entreprise au Palais des Congrès, nous rions énormément. Les sketchs représentent exactement ce qui se passe actuellement. Tous sont mis sur la sellette. À la fin, le comité de direction signe la charte des engagements et tout se termine par un cocktail.

La consultation philosophique s'achève, quant à elle, quelques jours après, par un échange avec le médecin. Le médecin du travail prend le relais. Il veille à ce que la charte soit appliquée et organise des groupes de réflexion dès qu'un collaborateur vient signaler un problème. Deux années après, le médecin me dit que si tout est loin d'être rose, la situation n'a pas cessé de s'améliorer [2].

Sortir de la rumination par la liberté

Le passage de l'approche psy à l'approche philosophique a signifié la confiance de la direction dans les capacités de tous – au consultant, sujet sachant et diagnostiquant, ont succédé des sujets pensant ensemble. Le lien entre la santé et l'exercice de la pensée a été clairement exprimé et énergiquement pratiqué – de fait, l'alliance entre le médecin du travail et le consultant philosophe a montré que la compréhension était la condition nécessaire de la résolution des dysfonctionnements. L'ensemble de la démarche a été placé sous le signe du principe de la santé et de la vertu du dialogue contre les vices du harcèlement.

La liberté individuelle et collective a été affirmée, respectée, développée. Ont participé au travail seulement ceux qui en ont fait le choix. Chacun s'est librement exprimé. L'attention a été libérée de sa fixation sur la souffrance. Les fruits de la réflexion ont été partagés et discutés. Le franc-parler et la clarté ont été posés comme règles du jeu incontournables. La finalité de la démarche a été énoncée d'emblée, puis rappelée régulièrement à travers la communication interne. Le mot « stress » a été évité pour que rien des souffrances et des tensions ne soit occulté par un terme fourre-tout.

La réflexion sur l'entreprise a permis de mettre le doigt sur les points névralgiques d'une structure – les accusations personnelles ont été évitées. La découverte en commun des points névralgiques, leur conceptualisation et leur analyse ont provoqué une remise en question inattendue – les victimes des failles se sont découvert contributeurs et bénéficiaires des causes de leurs souffrances. La synthèse écrite, puis la mise en commun des résultats des travaux ont rendu public ce qui était ressassé en privé – l'amélioration des conditions de travail est apparue comme relevant de la responsabilité de chacun. Le repérage d'un point crucial d'amélioration – sortir du flou – a entraîné une prise de conscience décisive – la nécessité de définir, puis de décliner, le respect.

En entraînant chacun à exercer son discernement, l'élucidation des concepts de respect, de responsabilité, de culpabilité, a donné naissance à une charte aisément utilisable par sa clarté et sa simplicité. La présence du directeur général tout au long de la démarche a été décisive – les salariés se sont sentis respectés et soutenus. La consultation philosophique a abouti parce qu'elle a sollicité les personnes dans le meilleur d'elles-mêmes. Le résultat obtenu a été, d'après le médecin du travail, durable. Celui-ci m'a sollicitée deux années plus tard et nous avons communiqué, ensemble, cette expérience lors d'un congrès national des médecins du travail.

L'éclairement de la charte Être ensemble – Faire ensemble[3]

« *Le contenu de la charte*

Ce document contient les conditions humainement requises pour que chacun puisse exercer son activité professionnelle sereinement et efficacement.

Le statut de la charte

Cette charte est la déclaration des obligations morales communes à tous les salariés de l'entreprise. Le respect de ces obligations, qui dépend de l'engagement personnel de chacun, vise l'utilisation positive des textes juridiques existants et l'amélioration permanente des référentiels et outils du management.

Le fondement de la charte : le sens commun

L'élaboration d'une charte des engagements puise sa signification dans une conviction commune : la nécessité de défendre le système d'une assurance maladie basé sur la solidarité sociale et de travailler ensemble pour la pérennisation d'une protection sociale démocratique.

Le champ de la charte : la transversalité

L'élaboration d'une charte commune des engagements réciproques et valables pour tous atteste de la nécessité d'abolir les cloisons entre les différents services et de la volonté d'établir entre eux des relations de coopération cohérente et fertile.

Le cœur de la charte : la confiance

Toute réalisation réussie suppose la vision constructive et la confiance en soi et en l'autre. C'est pourquoi, salarié de cette entreprise, je m'engage à respecter les engagements suivants, et cela quel que soit le service, le niveau hiérarchique, le métier exercé, le poste occupé, etc.

Les engagements

1. J'exige de moi-même ce que j'exige des autres. 2. Je m'exprime clairement, de façon compréhensible de tous. 3. J'encourage l'autre à s'exprimer clairement et l'aide à formuler sa demande ou sa question. 4. En toute circonstance, je définis clairement le cadre de l'action. 5. En permanence, je m'efforce d'anticiper en traitant les questions en amont.

Les principes de la mise en œuvre des engagements

1. Le respect d'autrui. 2. Le dialogue. 3. Le courage de choisir. 4. Le courage de s'exprimer. 5. L'adhésion aux objectifs de l'entreprise. »

Le sens de l'équité

La présidente d'une fondation créée par une entreprise d'assurances vient avec la demande suivante. Créée depuis quelques mois pour réduire les inégalités en matière de soins, pilotée par un comité scientifique pluridisciplinaire et très engagé, cette fondation souhaite organiser une conférence publique pour faire connaître sa finalité et explorer les domaines où elle peut intervenir. Lors de la préparation de la conférence, la présidente et certains membres du comité se rendent compte qu'ils ne sont pas au clair quant à l'appellation, et donc à la finalité, de l'association. Qu'est-ce, au juste, que la « santé équitable » ? L'intervention du philosophe leur paraît indispensable.

Je réagis en remarquant que la santé est autre chose que l'absence de maladie. La présidente, qui est médecin, y souscrit entièrement, ajoutant qu'actuellement, la santé est confondue avec le soin. Pressentant la complexité du sujet, mais aussi mes faibles connaissances en matière de santé et de santé publique, je propose d'approfondir avant tout la notion d'équité, sur laquelle ils achoppent. John Rawls m'embrouille, Aristote m'illumine. J'attends au demeurant les réunions avec les autres conférenciers sollicités avant de proposer quoi que ce soit.

Ces réunions sont passionnantes. Médecins humanistes, anthropologues, juristes, agents de la santé, historiens abordent de façon pour moi inédite la question de la santé. Leurs propos tournent autour du lien entre inégalités socio-économiques et inégalités en termes de soins, entre différences culturelles et divergences des attitudes à l'égard de la maladie et de la santé. La finalité de la fondation s'avère politique, au sens large et noble du mot. Il s'agit de contribuer à la réduction des inégalités en intervenant de manière opportune auprès des différents acteurs de la santé.

Philosophiquement, la question est bien celle de l'équité. Sauf que ce n'est pas la santé qui peut devenir équitable, mais l'attitude des citoyens, aussi bien de ceux qui sont malades que de ceux qui sont en bonne santé, aussi bien des professionnels de la santé que des autres.

Du coup, les actions de l'association se répartissent en deux grands axes. Les unes concernent ce que l'on peut appeler, avec Bertrand de Jouvenel ou Edgar Morin, la *civilisation de l'intelligence* : cultiver les gens en adaptant le propos au niveau de connaissance et au type de culture du destinataire. Les autres concernent l'ouverture d'espaces de protection non couverts par les systèmes de financement officiels : expérimenter des aides hors cadre réglementaire.

La référence à Aristote nourrit les deux axes. La préparation de la conférence est, en somme, un prétexte pour clarifier les ambitions et les pistes d'action possible de la fondation. Mon rôle est de reprendre, avec la présidente médecin et à l'aune de l'équité, les apports et les réflexions des participants. Reprendre signifie utiliser les concepts qu'il faut, bien poser les questions, veiller au tissage d'un fil conducteur solide. Le jour de la conférence, mon rôle est de conduire la discussion en la scandant d'éclairages philosophiques. La conférence marque le passage de l'institution de la fondation à ses actions[4].

Clarifier pour agir

Le constat du caractère peu intelligible d'une formule attractive a conduit des personnes expertes et cultivées, toutes menées par la conviction que la clarté est la condition de l'action efficace, vers le consultant philosophe[5]. Si la notion de santé avait semblé à tous plus claire que celle d'équité, elle a manifesté à la réflexion sa grande complexité, voire son noyau mystérieux. Sa définition s'est montrée aussi problématique que celle du temps, vu par saint Augustin. Tout le monde sait ce qu'est la santé tant que la question « qu'est-ce donc que la santé ? » n'est pas posée…

L'approche philosophique a permis une problématisation particulièrement fine de la notion de santé. Celle-ci a exigé la prise en compte de la diversité des représentations, la remontée aux principes philosophiques de la démocratie sociale dont est né le système de la protection sociale, le passage au crible du rôle ambivalent des assurances complémentaires. Ces mises en examen ont porté les interlocuteurs à s'interroger sur la dégradation, voire le détournement de la profession de médecin dans le cadre d'une société technicienne et néolibérale. Cette interrogation nous a fait toucher le cœur anti-démocratique de nos démocraties.

La référence à Aristote a souligné la différence entre la vertu de justice et la vertu d'équité. L'homme juste respecte les lois par souci de l'intérêt collectif et non par peur, il rend aux autres ce qui leur est légalement dû. L'homme équitable, en revanche, en cherchant à combler l'écart entre la généralité de la loi et la particularité de la situation d'autrui, veille à prendre moins que ce à quoi il a légalement droit dès lors que ce comportement bénéficie à un autre ou à la collectivité. Par ce détour, la non-justice inhérente au droit positif le plus juste a ouvert la question de l'opportunité de multiplier les lois.

Le fil des réflexions a servi de révélateur : les premières actions que pourrait mener la fondation sont apparues. L'axe « culture », s'il est apparu au premier regard comme le plus aisé à organiser, a très vite laissé voir sa difficulté. Si la loi oblige le médecin, sauf situation d'urgence, à informer de façon précise, loyale et adaptée son patient du traitement qu'il doit suivre, ni la loi ni personne n'oblige le médecin à vérifier, une fois l'information donnée, si son patient a compris. Pour informer vraiment, c'est-à-dire pour faire en sorte que l'autre comprenne et s'approprie la connaissance exposée, il est nécessaire de faire plus que renseigner... Affaire à suivre.

L'éclairement d'Aristote

« En effet, l'équitable, tout en étant supérieur au juste, est lui-même juste... Il y a une identité entre le juste et l'équitable, et tous deux sont bons, bien que l'équitable soit meilleur que le juste. Ce qui fait la difficulté, c'est que l'équitable, tout en étant juste, n'est pas le juste selon la loi, mais un correctif de la justice légale. La raison en est que la loi est toujours quelque chose de général, et qu'il y a des cas d'espèce pour lesquels il n'est pas possible de poser un énoncé général qui s'y applique avec rectitude.

Dans les matières donc où l'on doit nécessairement se borner à des généralités et où il est impossible de le faire correctement, la loi ne prend en considération que les cas les plus fréquents, sans ignorer d'ailleurs les erreurs que cela peut entraîner. La loi n'en est pas moins sans reproche, car la faute n'est pas à la loi, ni au législateur, mais tient à la nature des choses, puisque par leur essence même la matière des choses de l'ordre pratique revêt ce caractère d'irrégularité. Quand, par la suite, la loi pose la règle générale, on est alors en droit, là où le législateur a omis de prévoir le cas et a péché par excès de simplification, de corriger l'omission et de se faire l'interprète de ce qu'eût dit le législateur lui-même s'il avait été présent en ce moment, et ce qu'il aurait porté dans sa loi s'il avait connu le cas particulier en question. De là vient que l'équitable est juste, et qu'il est supérieur à une certaine espèce de juste, non pas supérieur au juste absolu, mais seulement au juste où peut se rencontrer l'erreur due au caractère absolu de la règle. Telle est la nature de l'équitable : c'est d'être un correctif de la loi là où la loi a manqué de statuer à cause de sa généralité... On voit ainsi clairement ce qu'est l'équitable. De là résulte nettement aussi la nature de l'homme équitable : celui qui a tendance à choisir et à accomplir les actions équitables et ne s'en tient pas rigoureusement à ses droits mais qui a tendance à prendre moins que son dû, bien qu'il ait la loi de son côté, celui-là est un homme équitable, et cette disposition est l'équité, qui est une forme spéciale de la justice et non pas une disposition entièrement distincte. »[6]

Santé et philosophie
Souffrance et travail

La souffrance liée au travail est à mes yeux une donnée humaine irréductible. Ce n'est pas un hasard si les mythes du monde entier la mettent en scène en opposant la nécessité d'assurer sa subsistance à l'insouciance heureuse de l'âge d'or. Ce qui change, ce sont les formes qu'elle revêt. Ces formes dépendent de conditions objectives et subjectives entremêlées. Le système économique, le type de technique, le régime politique, le contexte humain font partie des premières. La perception qu'une culture a de la relation de l'homme au travail compose la trame de fond des secondes. Sur cette trame viennent se broder les situations et sensibilités particulières de chacun.

Les sociétés occidentales sont marquées par la malédiction que la tradition biblique fait peser sur le travail et par la bivalence que Marx lui attribue dans ce sillage : source de malheur quand il est aliéné, le travail constituerait cependant l'essence de l'homme et serait, de ce fait, le moyen de sa libération. La démocratie moderne, liant le degré de souffrance au travail aux inégalités dues aux conditions sociales, institue le dispositif du droit social. Le droit du travail et la Sécurité sociale constituent les moyens par lesquels l'État démocratique cherche à surmonter l'écart entre une égalité de principe et une réalité sociale inégalitaire[7].

Ces moyens s'avèrent déficients face au libéralisme économique qui se nourrit de l'inégalité factuelle. Et ils s'avèrent impuissants face aux conditions de travail instituées au fur et à mesure par les progrès technologiques. Ces derniers suppriment certes un bon nombre de pénibilités physiques, mais en créent d'autres, plus subtiles[8]. La robotisation, puis l'informatisation transforment le rapport de l'individu au travail, quels que soient son rang dans la hiérarchie et la nature de son activité. La liberté obtenue d'un côté est contrebalancée par de nouvelles servitudes. Le travail reste bifrons comme Janus.

Cependant, nos sociétés libérales, capitalistes et technologiquement développées nous rendent de plus en plus individualistes, matérialistes et hédonistes. Défendus par le libéralisme politique contre les abus du pouvoir de l'État, nous revendiquons davantage nos droits que nous ne pratiquons nos devoirs. Conditionnés par le capitalisme à confondre argent et réussite existentielle, nous visons avant tout l'amélioration matérielle de notre condition. Enfin, rendus impatients par les technologies de l'immédiateté et mélangeant liberté, confort et bonheur, nous sommes de plus en plus impatients des plaisirs sensibles dont nous rêvons de jouir.

Les technologies censées nous libérer induisent sournoisement de nouvelles contraintes. Certaines organisations répondent à la complexité de la réalité par leur propre complication et par leur flou. Les individus sont ainsi happés par l'agitation. Ces mêmes individus sont, actuellement, saisis par la peur de perdre leur emploi. La souffrance au travail est ce qui advient quand les hommes n'ont pas le temps de comprendre ce qui arrive et ce qui leur arrive pour assumer personnellement la responsabilité de modifier leur situation. Cette incompréhension concerne, à mon avis, autant ceux qui mettent en place des mesures contre la souffrance que ceux qui la subissent. De part et d'autre, la question du « comment » précède celle du « quoi ».

Situations de souffrance au travail et philosophie

Les approches habituelles de la souffrance au travail sont barométriques et individualisantes. Les audits s'achèvent par des statistiques, des soutiens individualisés sont proposés. Qu'elles soient préventives ou curatives, ces démarches laissent dehors au moins deux questions et une réalité.

La première question concerne le lien entre la souffrance et notre modernité. La modernité advient avec une démocratie fondée sur les droits de l'homme et une production industrielle fondée sur une économie du profit. La modernité se développe par les progrès technologiques qui, sous prétexte des services rendus à l'homme, l'instrumentalisent. Plus exactement, la modernité se développe en favorisant l'anesthésie du pouvoir de penser, qui est notre seul moyen pour apprivoiser les progrès. Elle inhibe également notre faculté d'inventer de nouveaux moyens de liberté en utilisant les progrès.

La deuxième question concerne le lien entre souffrance au travail et violence sournoise induite par la confusion autant des choses que des discours. À la confusion des organisations de plus en plus compliquées s'ajoutent les discours flous où personne ne définit vraiment ce qu'il attend des autres. La confusion est une violence, car elle prive l'individu des repères dont il a besoin pour se situer dans son environnement.

Ces questions sont évitées parce que les réponses risquent de mettre en cause l'ensemble d'un système qui profite de l'ignorance et de la confusion. Ces questions sont évitées, parce que les détenteurs des intérêts tiennent au maintien du *statu quo* de notre réalité.

Dans notre réalité quotidienne, l'information, la formation et les audits formatés se substituent systématiquement au dialogue entre personnes vivant la pénibilité des situations. Notre réalité est faite du mépris du bon sens. Pourtant, les individus font immanquablement preuve de bon sens dès lors qu'ils sont sollicités en tant que sujets pensants et non en tant que sujets souffrants. Notre réalité résulte de la mise en place de dispositifs de prévention à la place de l'éthique de la discussion.

À rebours du conformisme ambiant[9], le consultant philosophe pose les questions et s'engage dans la voie du dialogue. Contre le réalisme qui cherche à conserver ce qui est, ou qui se contente de mesures correctives, la philosophie inspire le réalisme supérieur qui exige d'élever ce qui est à la hauteur de nos rêves. Inventer l'avenir, c'est cela même.

Santé et consultation philosophique

L'origine grecque de la philosophie lie indissolublement celle-ci à la santé de notre esprit, elle-même étroitement liée à celle de notre corps. Dans la mesure où elle nous apprend à nous libérer des multiples servitudes qui obscurcissent notre jugement et rongent notre capacité d'agir, la philosophie est une thérapie de l'âme. Le mot « thérapie » est à entendre dans son acception grecque de « prendre soin »[10].

Prendre soin de son esprit, c'est s'exercer à comprendre pour bien agir. Comprendre, c'est chercher à nous situer dans l'univers dont nous sommes les produits, dans l'humanité dont nous sommes chacun l'unique exemplaire, dans l'histoire dans laquelle nous nous inscrivons, dans les contextes sociaux dans lesquels nous évoluons, dans nos relations à autrui. Le soin de notre esprit commence avec le désir et l'effort de comprendre.

Bien agir, c'est respecter la juste mesure en évitant les excès. La modération concerne autant la conduite éthique que la conduite politique. La conduite éthique concerne autant le rapport à soi-même que le rapport aux autres : prendre soin de son esprit, être l'ami de soi est la condition de bonnes relations avec les autres. La conduite politique concerne autant le particulier que l'homme politique : le *bien vivre*, finalité de la cité, est un bien partagé[11]. Le soin de notre esprit s'accomplit avec la réalisation de notre responsabilité de citoyen.

Si le philosophe est, par rapport à l'esprit, ce que le médecin est par rapport au corps malade[12], il s'intéresse à l'esprit sain, laissant aux médecins la maladie mentale. Cette précision est extrêmement importante. Le philosophe prend soin de l'esprit sain car il veut plus que la santé. La santé se définit par l'équilibre. Or, le philosophe veut la vérité et la vertu. Spinoza dirait que le philosophe cherche le *salut*[13].

Jaspers reprend ce terme, qui est d'ailleurs de même racine que le mot santé, pour souligner que la pratique de la philosophie est, aujourd'hui, notre « seule possibilité de salut »[14]. En conduisant chaque individu à découvrir son être et à en éclairer les situations par la communication authentique avec les autres, l'activité philosophique actualise les libertés individuelles. Cet éclairement et cette actualisation s'ouvrent, par essence, sur la question commune du devenir de l'humanité et œuvrent dans le sens d'une *suprapolitique*, d'une politique éthique mondiale[15].

La consultation philosophique

La consultation philosophique s'occupe de la santé de l'esprit dont dépendent à la fois l'équilibre psychique de l'individu sain et la justice politique sociale. Cette dernière relève autant de lois soucieuses d'enrayer les abus de pouvoir et les inégalités que des comportements individuels. Prendre soin de soi en tant que sujet pensant en tenant compte des autres et de l'intérêt commun advient avec une prise de conscience que la philosophie éveille, développe et renforce.

---

1. La présence de tous était, ici, obligatoire.
2. La durée de cette consultation a été de quarante heures, et elle s'est étalée sur six mois.
3. Voici le préambule et les engagements de la charte rédigée par les salariés. Ces articles sont, par la suite, déclinés concrètement avec, chaque fois, l'indication précise de leur champ d'application.
4. Cette consultation a duré cinq jours pleins, dont deux jours de dialogues, deux jours de préparation et une demi-journée de conférence. J'espère qu'elle aura une suite.
5. C'est l'article de Catherine Halpern, sur les nouvelles pratiques philosophiques, paru dans le n° XX de la revue *Sciences Humaines*, qui m'a valu cette consultation.
6. *Éthique à Nicomaque*, V, 14.
7. Cf. Jacques Donzelot, *L'Invention du social*.
8. Cf. Christophe Dejours, *Travail et usure mentale*.
9. Entre autres penseurs, Cornelius Castoriadis note que nous vivons l'époque la plus conformiste de l'humanité. « La montée de l'insignifiance » in *Les carrefours du labyrinthe*, t. 4, p. 203.
10. Le verbe *therapeuein* est d'abord utilisé pour désigner le soin des ancêtres, qui commence avec le soin des parents et se poursuit par le culte des morts. Par la suite, il signifie « prendre soin » au sens large.

11. C'est Aristote qui, en quelque sorte, formalise l'opinion grecque. Cf. *Politique*, I, 2.
12. Cf. André-Jean Voelke, *La philosophie comme thérapie de l'âme*.
13. *Éthique, De la liberté humaine*, proposition XXXVI, scolie : l'amour intellectuel de Dieu, c'est-à-dire la connaissance compréhensive de l'unité de la Nature et de sa nécessité, en scellant le passage du pâtir à l'agir, coïncide avec la liberté, qui est béatitude.
14. Cf. *Initiation à la méthode philosophique*, p. 150-151 ; « Quelles forces vous font vivre ? » in *Essais philosophiques*, p. 212 ; *Introduction à la philosophie*, p. 22.
15. *La bombe atomique et l'avenir de l'homme*, p. 56 et *sqq*.

Deuxième partie
Enjeux et contextes d'un nouveau métier

La consultation philosophique met le philosophe qui l'exerce dans une situation nouvelle qui interroge l'histoire de la philosophie. La nouveauté de la situation réside dans le fait qu'un individu qui fréquente les grands philosophes et croit en l'efficacité de la compréhension se fait l'accompagnateur d'autres personnes moyennant une rémunération qui n'est pas un salaire. Si l'accompagnement philosophique est aussi vieux que la philosophie elle-même[1], la facturation d'honoraires ne l'est pas.

Plus précisément, faire de l'accompagnement philosophique une profession de travailleur indépendant suscite la vieille polémique qui dressait le philosophe contre le sophiste. Celui-ci s'enrichissait des leçons de rhétorique qu'il administrait à ceux qui souhaitaient exercer pouvoir et influence dans le domaine politique. Le sophiste était une sorte de consultant en communication qui entraînait son client à la prise de parole en public.

Ce qu'il est indispensable d'éclairer, c'est la situation du consultant philosophe par rapport à la philosophie, à l'argent, au rôle qu'il joue au sein de la société économique et politique. Jusqu'ici, j'ai décrit mon activité en présentant des situations. À présent, je souhaite envisager le métier de consultant philosophe comme une situation qui, dépendante du contexte social et culturel actuel, vise l'instauration d'un nouveau mode de communication à travers l'éveil et le développement de la liberté des individus. C'est sur ce point que la référence à la philosophie de l'existence de Jaspers me semble pertinente.

---

1. Il était pratiqué par les philosophes grecs et romains, sous forme orale et/ou au moyen d'une correspondance écrite. Il commence avec Platon et se poursuit à travers les âges, à travers des philosophes qui conseillent des hommes politiques. Il a lieu actuellement à travers la sollicitation de philosophes pour élucider des questions d'éthique.

I. Questions pratiques

La situation
Un dialogue éclairé entre adultes
La consultation philosophique met un individu adulte sain d'esprit en face d'un autre ou de quelques autres individus adultes sains d'esprit. La santé mentale est la condition de la consultation philosophique. Je définis celle-ci par l'absence de troubles psychiques (phobies, manies, délires, etc.) requérant des soins. La relation d'égal à égal entre deux sujets qui se rencontrent pour réfléchir ensemble constitue la condition de possibilité de la consultation.

S'y ajoutent la bienveillance et la sincérité. La bienveillance s'exprime chez le consultant, par son authentique désir de voir avancer son interlocuteur. La sincérité est dans l'engagement des interlocuteurs de ne pas se présenter autres qu'ils ne sont et de chercher à faire la clarté sur les situations et sur eux-mêmes. La réflexion en commun, menée dans la bienveillance et avec sincérité, a lieu au moyen du dialogue, qui réalise précisément l'échange parlé entre deux êtres doués de pensée.

J'entends la pensée au sens cartésien d'activité consciente qui consiste à raisonner, vouloir, imaginer, sentir, choisir, c'est-à-dire à appréhender le monde et soi à travers des représentations traductibles en mots. Le dialogue entre le consultant et son interlocuteur ou ses interlocuteurs est conceptualisation des faits décrits et des ressentis exprimés par le sujet conscient.

Ce dialogue est philosophique dans la mesure où il reste indifférent aux éventuels glissements de la langue, où il se désintéresse de l'association libre d'idées, que celle-ci soit celle que retient la psychanalyse ou celle que provoque le brainstorming. En revanche, le désordre des questions et des idées y est accepté comme l'expression de la libre quête de significations et de constructions.

Ce dialogue est aussi philosophique parce qu'il évite les généralités qui éloignent les sujets pensants de leur sujet, c'est-à-dire de leur individualité embarquée dans une existence que personne ne peut vivre à la place d'un autre. Il est philosophique encore parce qu'il se déroule librement, ne se soumettant à nulle autre discipline qu'à celles qu'imposent l'exigence de clarté de la raison et le désir de mûrir du cœur. Il est philosophique enfin parce que les références culturelles sont philosophiques, soit qu'elles renvoient aux philosophes de l'histoire de la philosophie et des sciences humaines[1], soit qu'elles usent philosophiquement d'exemples historiques ou d'œuvres littéraires.

Une communication sincère et bienveillante

Se déroulant librement dans une relation faite de bienveillance et de sincérité, le dialogue conduit de la situation de départ évoquée par celui qui vient consulter, au rapport que chacun des interlocuteurs a avec lui-même. Le consultant philosophe y est renvoyé autant que son client, puisque l'élucidation de toute situation humaine éclaire celui qui cherche à avancer sur le chemin de sa propre vie.

Le rapport à soi éveille chacun à la fois à ce qui fait son caractère absolument unique et à ce qu'il a de commun avec l'humaine condition. Cet éveil coïncide avec la découverte des possibilités inouïes de rebondissement et d'action que chacun porte au fond de lui. Toute consultation philosophique engage les interlocuteurs sur le chemin de la connaissance d'un soi qui, s'il est unique, n'est jamais seul, jamais le même, mais toujours avec d'autres et sans cesse en mouvement. Ce « soi » n'est pas le *petit moi* dont parle Wilhem Reich[2] mais le foyer de l'individualité subsumé par le *je* du sujet pensant.

La consultation philosophique suppose la conscience de la difficulté d'exister et de la nécessité de traverser cette difficulté incontournable en misant sur la communication authentique avec un autre et la mobilisation de la lucidité des intelligences et sur l'élan des cœurs. La difficulté d'exister, si elle s'exprime différemment pour chacun selon les circonstances de sa vie empirique, se profile sur le fonds commun de notre condition humaine.

Cette condition coïncide avec ce que Jaspers appelle la *situation fondamentale de l'homme* : nous sommes dans un monde sans savoir d'où nous venons ni où nous allons, conscients d'être mortels, pris dans le mouvement irréversible et imprévisible de la temporalité, surpris par des événements que nous ne pouvons contrôler et des rencontres avec des libertés qui nous échappent. Bien qu'elle porte sur une situation professionnelle qui implique plusieurs individus, bien qu'elle utilise surtout l'efficacité de la définition et de l'analyse conceptuelle, la conceptualisation philosophique interpelle chacun, le consultant compris, dans la différence qui fait de lui un exemplaire unique de l'humaine condition.

La situation de la consultation philosophique est bien la situation de l'homme, pris individuellement et entièrement dans une série de situations empiriques qui font difficulté ou sur lesquelles il s'interroge.

La posture
Se tenir debout
La posture désigne l'attitude du corps, la façon dont il se tient dans l'espace. En affirmant que l'homme est le seul animal à se tenir droit en ayant la tête dirigée vers le haut de

l'univers, Aristote nous signifie que tout homme a en lui quelque chose de divin. En appliquant cette pensée au philosophe, nous pouvons dire que sa posture à lui est de faire en sorte que l'esprit de l'individu s'élève à une hauteur où il est éclairé par les feux du ciel. En allant du philosophe au consultant philosophe, nous pouvons dire que la posture professionnelle de celui-ci doit lui être inspirée de l'histoire de la philosophie dans laquelle il s'inscrit et dont il est un modeste maillon.

Cette inscription dans la tradition distingue le consultant philosophe des professionnels de « la relation d'aide » – du psychothérapeute, du formateur en développement personnel, du coach… Par tradition philosophique, j'entends le point de convergence de tous les grands philosophes. Par-delà leurs divergences, voire leurs oppositions violentes, tous affirment que l'exercice de la pensée exprime et fonde la liberté individuelle.

L'affirmation et la visée de la liberté déterminent une posture particulière. Celle-ci se définit d'abord par le rapport à la connaissance. Le consultant philosophe n'est ni dans le savoir ni dans l'ignorance. Il n'est pas dans le savoir, parce qu'il part du principe que les clés de l'évolution et de la solution sont chez celui ou ceux qui viennent le consulter. Il n'est pas dans l'ignorance, parce qu'il s'est cultivé à l'école des philosophes qui réfléchissent sur la place de l'homme dans l'univers et dans la société ainsi que sur le sens de l'existence. N'étant pas dans le savoir, il n'est pas prisonnier des préjugés que donne une connaissance spécialisée. Libre des contraintes de la spécialisation, il est disposé à accueillir son interlocuteur dans sa singularité absolument concrète.

Avoir les yeux partout

Ayant fréquenté un grand nombre de philosophes aux théories contradictoires, le consultant philosophe dispose d'une multiplicité de points de vue sur le monde et sur l'homme. Ainsi, il peut opérer un double repérage. D'une part, il peut identifier la représentation du monde où son interlocuteur inscrit ses points de vue et ses ressentis. D'autre part, il peut présenter à celui-ci des points de vue différents du sien en s'appuyant sur l'autorité des philosophes. Ce repérage permet de faire, à l'occasion, la référence philosophique qui pourrait éclairer son interlocuteur.

Placé entre le savoir et l'ignorance, le consultant philosophe se distingue pourtant de Socrate. Celui-ci avait fait table rase de ses connaissances pour placer son savoir dans la conscience de son ignorance. Tel n'est pas le cas du consultant philosophe, qui porte en lui sa culture philosophique. Bien que déclarant ne rien savoir, Socrate occupait, dans le dialogue, le rôle du meneur, pratiquant l'art de l'interrogation maïeutique associé à l'ironie. Tel n'est pas le cas du consultant philosophe, qui questionne sans l'intention de semer la confusion chez son interlocuteur. Enfin, le dialogue socratique conduisait à l'aporie et non à l'action. Or, le consultant philosophe accompagne ses interlocuteurs dans la découverte de leurs pistes d'action.

Dans cet accompagnement, le consultant philosophe mobilise tout ce qui permet de comprendre. La raison qui ordonne et classe, l'intuition qui saisit d'un bond, le sentiment qui compatit, l'intelligence pratique qui manie la matière... Cette mobilisation a lieu spontanément, sans qu'il soit question de distinguer, comme il est en vogue actuellement, entre plusieurs types d'intelligence[3]. Le *regard polyscopique* ou *polyoculaire* dont parle à plusieurs reprises Edgar Morin est, en somme, le propre de *l'œil de l'esprit* quand celui-ci s'exerce pleinement.

Communiquer sur l'existence

La posture du consultant philosophe consiste, en somme, à réaliser les conditions de la *communication existentielle rationnelle* telle que Jaspers la définit. À la différence de la *communication intellectuelle*, qui vise à connaître scientifiquement une réalité, la communication existentielle utilise la raison pour éclairer des situations vécues. À la différence de la *communication empirique*, qui décrit des faits et des sentiments, la communication existentielle rationnelle conceptualise le vécu pour le comprendre. Par la communication existentielle, chacun des interlocuteurs, y compris le consultant philosophe, recherche sa vérité et, à travers elle, le sens à construire pour l'humanité.

Il s'agit donc bien de prendre l'autre là où il est afin qu'il retrouve ou renforce la verticalité caractéristique de la liberté. L'hominisation s'est faite avec la régression de la savane et la station debout. La tête haute était la condition de la survie d'un animal qui, n'étant pas pourvu d'instincts spécifiques, devait voir loin et large pour organiser sa survie. L'humanisation de chacun d'entre nous se fait grâce au rappel de cette donnée élémentaire. Il nous faut soutenir le face-à-face avec les situations, avec les autres et nous-même, nous relever quand nous chutons, rester debout pour mener l'action – mourir debout en regardant la fin de la vie en face.

Les qualités

La culture et la générosité au service de la liberté

Une posture bienveillante et sincère, ancrée dans un rapport détaché à l'argent (cf. plus loin p. 197 à 204 et p. 200 à 202), est la condition nécessaire pour l'exercice du métier de consultant. Les qualités requises pour exercer ce métier sont le discernement appliqué aux situations de la vie, l'intérêt bienveillant pour l'autre, la croyance en le pouvoir de liberté et de maturation de tout individu, l'aptitude à communiquer sans écrans et la confiance en la collaboration imprévisible de la vie.

Ces qualités, contrairement aux compétences, ne s'acquièrent pas par l'enseignement ou la formation, pas plus que les qualités pédagogiques ne s'acquièrent par le recours aux sciences de l'éducation, à la didactique ou à des techniques dites pédagogiques. On peut être docteur en philosophie et, en France, ancien élève de l'École normale supérieure et agrégé, sans pour autant être capable d'aborder philosophiquement l'existence, autrui ou une thématique issue d'une situation vécue. La philosophie du consultant philosophe puise sa source dans sa culture et dans sa générosité.

La culture s'acquiert par la fréquentation des grands philosophes, par l'infatigable effort d'apprendre de tout ce que l'humanité produit pour se comprendre et pour comprendre les barbaries perpétrées au fil du temps par cette même humanité. La fréquentation des philosophes, si elle suppose l'étude technique des textes, ne prépare à la consultation que si elle est de l'ordre de l'*appropriation*[4] et qu'elle se prolonge par la *communication*. L'appropriation d'une multiplicité de visions du monde exclut l'adhésion à une école philosophique ou l'obéissance à un dogme religieux[5]. La communication permet l'actualisation et le renouvellement permanent de la culture.

La générosité vient à la fois du lien viscéral avec la tradition philosophique et de la conscience du pouvoir, inhérent à tout homme, d'exercer sa liberté. Le lien d'appartenance à la tradition lui confère une sorte de noblesse dont il n'a pas à se vanter puisqu'il n'est qu'un maillon très tardif de la chaîne. La conscience de la liberté disponible en tout être humain l'empêche d'avoir envers les autres quelque mépris que ce soit. Généreux au sens grec d'appartenance à une souche noble[6] et au sens cartésien d'« estime de soi et de l'autre fondée sur la libre disposition de la volonté »[7], le consultant philosophe renouvelle, par l'exercice de son métier, son inscription philosophique et sa confiance en la liberté.

La culture et la générosité sont les composantes de l'*indépendance intérieure*. Celle-ci s'acquiert par le combat contre toutes les formes de servitude, à commencer par celle de l'habitude qui engourdit la faculté de l'étonnement. Elle consiste à se situer « à la fois dans le monde et hors de lui », à l'extérieur pour comprendre, à l'intérieur pour agir. Elle prend son élan dans la conviction que, quelle que soit la difficulté de la situation, « quelque chose du fond de nous viendra à notre aide sans que nous comprenions comment ». Elle s'alimente à la volonté de se remettre en permanence en question « pour ne jamais cesser de grandir »[8]. De l'indépendance intérieure du consultant philosophe dépend la construction de l'indépendance intérieure de son client.

La fragilité des vertus qui ne s'enseignent pas

Parce qu'elles ne relèvent pas de formations universitaires, parce qu'elles ne sont guère garanties par les diplômes, les qualités requises pour devenir consultant philosophe peuvent se rencontrer autant chez le philosophe de formation que chez l'autodidacte. Comme toutes les qualités, celles du consultant philosophe sont sujettes à des intermittences et à des défaillances. Personne n'est à l'abri de la confusion, de la volonté de domination, de l'évitement, de la lecture inattentive, de la servitude involontaire.

La conscience de la nécessité de ces qualités et la lucidité par rapport aux manquements à leurs exigences constituent l'huile qui les entretient. Par bonheur, la consultation offre un excellent exercice au consultant pour qu'il se remette en question en tirant leçon de ses erreurs. La fertilité des erreurs vient de la coopération de l'interlocuteur. Durant chaque séance et chaque parcours, le consultant philosophe est activement accompagné par ses interlocuteurs. Cette compagnie est une véritable boussole. Quand le consultant philosophe se perd ou se trompe, il peut compter sur ses interlocuteurs pour que son erreur n'égare pas mais ramène imprévisiblement à l'essentiel.

L'appui des interlocuteurs est d'autant plus efficace que ceux-ci ne sont pas des philosophes de profession et/ou de passion. Leurs remarques naïves, orientées par leur désir d'avancer, rappellent souvent au consultant que son rôle est d'éclairer et non d'instruire ou de confondre. Mais, pour tirer parti des observations naïves, il est indispensable de préférer l'échange existentiel à la discussion philosophique. Celui qui accorde une forte importance à l'échange des idées ne saurait se satisfaire de la communication constitutive de la consultation. Il estimerait rapidement pauvre la contribution intellectuelle de son interlocuteur à sa propre stimulation et progression. Pour être consultant philosophe, il est impératif de ne pas être « intello ».

Pour ma part, j'ai éprouvé d'emblée une puissante aversion pour les dissections de la sangsue que menaient plusieurs de mes camarades dans le sillage d'un certain nombre de mes professeurs à l'université. J'ai aussitôt instinctivement saisi la différence entre la difficulté due à la complexité d'une pensée et la difficulté artificielle produite par la complication prétentieuse. Si j'ai passé des heures à chercher à ne pas me méprendre sur la pensée d'un Aristote, d'un Kant ou d'une Arendt, j'ai abandonné aussitôt les textes qui me semblaient verbeux. Cette attitude spontanée m'a permis d'apprendre énormément des remarques de mes élèves de terminale, puis de mes clients.

Les qualités nécessaires pour devenir consultant philosophe renvoient toutes à l'humilité philosophique. Celle-ci coïncide avec la certitude que « la vérité commence à deux »[9] et que, livré à soi-même, le plus expert d'entre nous reste un ignorant et le plus avancé en maturité se met à régresser.

Le lieu et le temps
La nécessité d'une proximité distante

La consultation philosophique requiert la présence physique des interlocuteurs. Son lieu est bien le monde de la vie et non le monde du livre ou le monde virtuel, bien que ceux-ci peuvent permettre de compléter ou de prolonger une relation qui s'est déjà tissée par la rencontre. Cet enracinement dans la *terre* et dans la *chair du réel* d'autrui est fondamental.

La relation de confiance s'établit entre deux présences de chair et de sang, où le corps s'exprime, à travers ses mouvements et son visage, sans l'intermédiaire d'un écran. Si nous évoluons vers une civilisation de l'immatériel, nous restons des vivants irréductiblement incarnés. La part charnelle, et donc mortelle, de notre être a besoin de façon vitale de la chaleur de la vie pour s'épanouir.

La chaleur de la vie advient lorsque celle-ci rayonne de la lumière de l'esprit, cet *autre côté du corps*, comme dit Merleau-Ponty[10]. Les fantastiques moyens de communication que nous avons produits et qui nous placent à l'aube d'une nouvelle ère de l'humanité[11], en même temps qu'ils nous offrent un contact immédiat avec connus et inconnus ainsi qu'avec tous les savoirs du monde, ne satisfont pas notre besoin animal/spirituel de proximité.

La consultation philosophique ne peut être que par cette proximité. La proximité se distingue de la familiarité. Celle-ci s'introduit dans l'intimité de l'autre, celle-là sollicite son intériorité. L'intimité recouvre la sphère de la vie privée, celle qui se déroule loin des lieux professionnels et de la place publique. L'intériorité recouvre la dimension spirituelle de l'homme, celle où se nouent les liens de soi à soi, de soi avec les autres, de soi au mystère de la réalité qui nous compose, nous contient et nous traverse en nous débordant.

Les différents lieux possibles

N'étant que par la proximité, la consultation philosophique est géographiquement située. Elle peut avoir lieu dans le cabinet du consultant philosophe, dans les locaux de l'organisation qui fait appel à celui-ci ou dans un troisième endroit choisi par l'un ou par l'autre. Mon expérience m'a appris qu'il était préférable que le consultant philosophe ne reçoive pas chez lui mais dans un endroit aménagé pour l'exercice de sa profession[12]. Parce que la philosophie respecte absolument l'unité de l'homme, il est important que la consultation philosophique se présente d'emblée comme un acte professionnel. Ainsi, la relation amicale qui s'établit entre le consultant et son client est étrangère à l'intimité et ne dégénère pas en familiarité.

Lorsque la consultation n'est pas directement liée à l'éclairement d'une action professionnelle mais vise une compréhension plus large, mon expérience m'a également appris qu'il était préférable qu'elle se déroule hors du lieu de travail de l'interlocuteur. Parce qu'il est nécessaire de se détourner du quotidien pour penser l'être humain en tant que tel et non pas en tant que fonction sociale, le dépaysement accélère et/ou renforce ce détour.

Il va de soi que la consultation philosophique ne saurait se dérouler sur les lieux d'un sinistre comme les soutiens psychologiques mis en place sous forme de cellule de crise. Car la consultation philosophique ne saurait répondre à une urgence autre que celle de penser son existence.

Le loisir du temps choisi

Le temps de la consultation philosophique est choisi par celui qui sollicite le consultant. Ce temps est un temps de loisir, un temps où l'individu qui vient consulter accepte de n'avoir d'autre activité que celle de penser pour comprendre. Le choix de ce temps reste toujours celui de l'autre qui vient et jamais celui du consultant. C'est à celui qui a fait le choix de venir une première fois de décider de revenir ou non. S'il décide de revenir, c'est aussi à lui de choisir le moment de sa prochaine séance et le rythme de ses séances[13]. Le désir de comprendre, et d'exercer sa liberté grâce à cette compréhension, est la condition intérieure et incontournable de toute consultation philosophique.

Dès le départ, mon intuition m'a préservée de la tentation de fixer à mon interlocuteur son prochain rendez-vous. Mon intuition m'a poussée à présenter la liberté de ce choix comme faisant partie intégrante de la démarche philosophique. Le fait de laisser l'autre libre de choisir constitue un acte libérateur et revêt en même temps une forte efficacité symbolique. L'autre comprend qu'il n'est pas là comme un patient mais comme un acteur. Il comprend aussi que le moteur de son travail est son propre désir éclairé. Parfois, il faut l'expliquer, tant les individus ont l'habitude du psy qui leur fixe la fréquence des séances, du manager qui impose les réunions et, de façon plus générale, d'une société accrochée aux plannings et aux timings.

Lorsque j'interviens dans les organisations, je propose toujours une première étape, insistant sur la nécessité du chemin faisant. Quand j'accompagne une équipe dans son travail, j'espace mes interventions dans le temps pour éviter toute chute dans l'habitude. Cette façon de faire déstabilise quelquefois, car le commanditaire est accoutumé au consultant qui fait des propositions à rallonge, donnant ainsi l'impression qu'il contrôle le devenir.

Pour rester philosophe, le consultant philosophe doit se garder de la tentation de fidéliser une clientèle. La fidélisation est l'acte par lequel le prestataire de services assure sa propre sécurité. Philosophiquement, la fidélité ne saurait relever d'un acte d'inspiration commerciale. Elle ne peut être que le fruit de la décision libre d'un individu, en l'occurrence le client, et c'est par conséquent à lui de choisir de maintenir un lien ou de le rompre.

La question de la durée

Par le biais du choix est posée la question de la durée d'une consultation philosophique. Cette question comporte deux volets. Le premier concerne le temps qu'il faut pour qu'une situation soit éclairée, le second s'attache au rapport entre la séance et le parcours. Le temps nécessaire pour l'éclairement est imprévisible. Chaque interlocuteur, chaque groupe a son rythme propre et le consultant philosophe ne peut que suivre la vitesse et le rythme d'évolution de son interlocuteur. Pour cela, l'observation et le questionnement sont nécessaires. Une consultation réussie est une consultation qui s'achève quand il le faut.

Ce point nous renvoie au deuxième volet, celui du rapport entre la séance, le parcours et le recours. Une consultation philosophique est un parcours plus ou moins bref composé d'un certain nombre de séances. Par expérience, je peux dire qu'un parcours individuel n'a jamais duré au-delà d'une petite trentaine heures, quelle que soit leur répartition[14]. Par expérience aussi, je sais qu'un individu ayant déjà fait un parcours peut revenir de temps en temps faire un point philosophique[15].

Lorsqu'il s'agit de groupes, le parcours peut aller de deux journées de séminaire suivies de quelques heures jusqu'à un accompagnement léger sur une ou deux années. Bien entendu, le même interlocuteur peut revenir quelques années après. Dans ce cas, c'est un nouveau parcours qui commence. Il arrive aussi, et c'est particulièrement intéressant, qu'un directeur général ou un directeur des ressources humaines sollicite le consultant philosophe à intervalles irréguliers pour des missions différentes. Car il n'est pas de mission que le consultant philosophe ne peut aborder dès lors qu'il s'agit des hommes, de leur pensée, de leur vie, de leurs actions.

Ce qui arrive, avec la consultation philosophique, c'est que, souvent, la relation tissée crée des liens d'amitié qui se poursuivent une fois la consultation finie. Mon agenda se remplit, non seulement de temps de travail, mais aussi de temps d'échange simplement amical avec des personnes rencontrées dans le cadre de l'exercice de ma profession. Cette situation confirme la nature de la communication constitutive de la consultation philosophique. Il s'agit bien d'un échange authentique entre adultes qui transforment leur désir de comprendre en volonté d'avancer.

Mais cette situation pose au consultant philosophe le problème de sa disponibilité objective. S'il est de tout cœur heureux d'échanger hors cadre avec des personnes qui sont sur leur propre chemin, il a lui-même besoin de temps pour se ressourcer. Communicative, la philosophie est aussi solitaire. Et, à trop être en relation avec le monde, le consultant risque de perdre son propre monde, celui de la distance réfléchissante, qui s'entretient par le retrait[16].

La rémunération

Le mépris philosophique du monde des affaires

Avec la consultation, le professionnel de la philosophie cesse d'être un fonctionnaire de l'État ou le salarié d'une institution d'enseignement ou de recherche, pour devenir un travailleur indépendant. Son interlocuteur n'est plus un élève, un étudiant, un collègue, qui le sollicitent pour mener une réflexion, mais un client[17]. Ce nouveau statut juridique correspond à un changement de situation existentielle important.

Le consultant ne jouit d'aucune sécurité de l'emploi ni du relatif confort offert par un contrat de travail, mais doit s'assurer lui-même son revenu en étant rémunéré par ses clients. De ce fait, il se trouve sur le terrain que le philosophe a toujours méprisé, celui du marché. L'opposition entre activité désintéressée et activité ayant un but utile fut la première source de ce mépris, brillamment exprimé par Platon et par Sénèque[18]. Le philosophe vit du plaisir de penser et de l'application à bien vivre, non du plaisir du gain et du pouvoir. Réfléchissant pour connaître et agissant pour mieux agir, le philosophe n'a rien à voir avec tous ces hommes affairés qui s'agitent sur la place du marché.

Le mépris des philosophes à l'égard des hommes affairés s'adresse, au demeurant, à leur cupidité et ne correspond nullement à un mépris de l'argent en tant que tel. Sur le plan pratique, plusieurs philosophes, comme Platon ou Sénèque, étaient des hommes fortunés ; d'autres, comme Socrate ou Épictète, se contentaient du peu qu'ils avaient et de l'hospitalité de leurs amis. Sur le plan théorique, les philosophes ont condamné le désir de s'enrichir et l'instrumentalisation d'autrui par l'argent et non l'argent lui-même. L'approche aristotélicienne est très éclairante à cet égard. En définissant la vertu de *libéralité* par un usage modéré et adapté de l'argent et en condamnant le prêt avec intérêts, Aristote conseille la modération qui tient compte tant de l'intérêt d'autrui que de l'intérêt général[19].

En facturant des honoraires, le philosophe consultant rompt avec la tradition de la philosophie institutionnelle, initiée dans la seconde moitié du XVIIIe siècle. Jusqu'alors, le philosophe gagnait sa vie grâce à son activité. Il vivait tantôt de son activité diplomatique rémunérée par le pouvoir en place, tel Leibniz, tantôt d'une activité professionnelle annexe, tel Spinoza qui fabriquait des lunettes, tantôt d'une fortune personnelle héritée, tel Descartes. À partir du moment où il devint universitaire, le philosophe fut salarié de l'État.

L'évitement des questions par l'institution du salariat

Avec l'institution de l'enseignement philosophique dans les universités, le philosophe devient donc un fonctionnaire. C'est le cas de Kant, Hegel, Jaspers, Heidegger… Aussi n'a-t-il pas à s'inquiéter de sa rémunération, puisqu'il perçoit régulièrement un salaire. Avec l'introduction de l'enseignement de la philosophie dans les classes de terminale, en France et dans quelques autres pays, le métier de philosophe revêt résolument le statut du *Socrate fonctionnaire*[20]. Institutionnalisé, cet enseignement fait naître le métier de professeur de philosophie. Celui-ci est bien distinct du *métier de vivre* dont parle Montaigne. D'autant que, offrant au philosophe la sécurité de l'emploi, le statut de salarié tend à lui désapprendre l'incertitude inhérente à la vie.

En rompant avec le statut de la philosophie institutionnelle, le philosophe consultant se trouve dans l'obligation de régler lui-même à la fois la question de sa rémunération et la question de son rapport à l'argent. Cette situation est plus complexe qu'il n'y paraît. Le consultant philosophe doit se faire payer et veiller à s'assurer une vie décente afin de pouvoir continuer de se cultiver en accompagnant sereinement ses clients. Mais, pour rester philosophe, le consultant philosophe ne doit psychologiquement dépendre ni du désir de s'enrichir ni de l'angoisse de manquer. Or, notre rapport à l'argent exprime notre rapport à la vie.

Le rapport à l'argent

Permutation universelle de toutes choses, selon l'expression de Marx[21], l'argent est virtuellement tout ce qu'un individu peut désirer. *A contrario*, le manque d'argent représente tout ce que l'individu peut craindre. Par son pouvoir virtuel de tout offrir et de tout enlever, l'argent tend à se confondre avec le destin qui donne et prend la vie. Par son pouvoir réel de faire accéder son détenteur à tout ce qu'il désire, l'argent confère une puissance sociale qui force la reconnaissance de ceux qui confondent l'avoir et l'être.

Par ses pouvoirs virtuels et réels, l'argent constitue le support privilégié de tous les transferts psychologiques et de tous les glissements symboliques. Les plus désintéressés d'entre nous se surprennent à demander de l'argent alors qu'ils ont besoin de reconnaissance humaine. Et un grand nombre refusent de voir que leur besoin de sécurité matérielle dissimule leur angoisse face à la contingence de la vie.

Le philosophe n'échappe pas à ses transpositions qui ont lieu à notre su et insu. Le philosophe fonctionnaire peut aimer l'enseignement et la recherche, mais il peut également choisir cette voie en raison de la sécurité de l'emploi qu'elle lui procure. Pour avoir longuement fréquenté le milieu des enseignants, je peux dire que ce mobile se rencontre souvent. Et pour l'avoir quitté, je peux dire que le passage de la sécurité à l'incertitude relève de l'ordre du *saut qualitatif*. En effet, on passe d'un type d'attitude face à la vie à un autre : de la peur de l'avenir et du besoin de tout contrôler à la confiance en la vie et au lâcher prise.

Avant de se lancer dans le métier de la consultation philosophique, une personne doit absolument clarifier son rapport personnel à l'argent. Cette clarification est un véritable travail philosophique sur soi-même. Pour ma part, j'ai travaillé avec une analyste à défaut de pouvoir le faire avec un philosophe[22]. Cette introspection m'a conduite à distinguer entre insécurité et incertitude, et à accepter celle-ci comme constitutive de l'étoffe de la vie. Lorsque, hors de l'Éducation nationale et pas encore inscrite sur le registre des professions libérales, je me suis retrouvée sans couverture sociale pendant deux mois, j'ai pensé que rien ne pouvait m'arriver parce que, justement, je n'étais pas assurée… Ce renversement de point de vue m'aurait été impossible sans ce travail.

Faire confiance à l'incertitude

Ce nouveau regard n'a cessé d'éclairer mes pas. Contre mon premier comptable, qui me conseillait de me fixer pour objectif un chiffre d'affaires égal à mon revenu annuel de professeur agrégé, je décidai d'explorer toutes les possibilités du philosophe dans la cité et de faire le pari que ce chiffre ou un autre viendrait de surcroît. Certes, j'avais pris des précautions en mettant de côté la somme qui me permettait de vivre durant un an et je savais qu'en cas de besoin, je pouvais compter modérément sur mon conjoint. Mais la source de ma confiance en la vie était surtout du côté de l'histoire de ma famille, qui a surmonté la pauvreté, et c'est là que je puisai l'énergie de ma confiance en la vie[23].

Au bout d'un an et demi de travail acharné – j'ai été partout où je pouvais pratiquer la nouvelle activité que j'initiais –, j'ai pu vivre du métier de consultant philosophe. La bonne surprise fut la découverte des prix pratiqués en entreprise pour le consulting. Cependant perturbée par les montants réclamés par les consultants[24], je fus apaisée par l'avis d'un de mes anciens camarades d'études devenu directeur des ressources humaines d'un grand groupe. Il me dit que le prix réclamé par le consultant était le prix du risque. Cette rémunération élevée m'offre la liberté d'aller partout où il y a une mission intéressante. C'est ainsi que je peux accompagner gratuitement, ou pour des sommes symboliques, des équipes dans le cadre d'associations, ainsi que des professionnels qui n'ont pas les moyens. Cette manière de faire à la Robin des Bois me permet de connaître les diverses facettes de la société actuelle. Mon constat est que les lieux de misère et leurs violences spectaculaires sont le miroir inversé des lieux de production de richesses et de leurs violences larvées.

S'accoutumer au flux irrégulier

Ce à quoi j'ai dû m'habituer, c'est de compter ma rémunération sur une année et non plus sur un mois. Un consultant philosophe peut ne rien gagner pendant une partie de l'année et pourtant finir celle-ci tout à fait correctement. Cette situation d'irrégularité du revenu est anxiogène. Au départ, elle m'a beaucoup troublée. Je l'ai supportée à la fois grâce à ma *foi philosophique* (cf. plus loin p. 286)[25] et grâce à un conseil que Gerd Achenbach m'a donné lors de notre première rencontre : « Le consultant philosophe ne doit jamais s'arrêter d'agir, m'a-t-il dit. Si, pendant une période, il n'a pas de clients, il doit participer à des colloques ou écrire. »

Je n'ai jamais aimé les colloques. J'ai mis beaucoup de temps pour me décider à écrire[26]. Mais, dans les périodes de pénurie, je n'ai cessé de m'instruire en lisant, de travailler gratuitement, de présenter la consultation philosophique à des cercles professionnels. Depuis 2005, dès que j'ai un creux de vague, je me mets à écrire. Cette attitude m'a permis de traverser sereinement la crise de 2009. Pour la première fois depuis l'ouverture de mon cabinet, à part quelques contrats en cours, je me suis trouvée face au silence du téléphone et du courrier électronique. J'ai attendu sereinement en retrait et, au bout de cinq mois, le cours des choses a repris de lui-même.

Cette sérénité est difficile à conquérir et à entretenir. C'est pourquoi le consultant philosophe doit travailler jour après jour pour nourrir son courage de supporter l'incertitude. Car il cesse d'être philosophe dès qu'il accepte une mission où il est utilisé à contre-courant ou qui le met en désaccord avec les exigences de la philosophie[27]. Par exemple, lorsqu'un dirigeant lui demande de travailler sur les valeurs de l'entreprise, non pas pour les éclairer et s'éclairer des expériences de ses salariés, mais pour les entériner sans réflexion critique ni dialogue, il s'agit d'une mission à contre-courant.

La prospection[28]

Contexte et difficultés

Il ne suffit malheureusement pas d'avoir les qualités nécessaires et un rapport serein à l'incertitude pour avoir des clients. Il faut aussi s'appliquer à se faire connaître en faisant

Questions pratiques

connaître le métier de consultant philosophe. Si le particulier vient, à partir d'un certain moment, par le bouche à oreille, si les associations sollicitent le philosophe sans hésiter, les entreprises privées sont plus réticentes. Vu de leur fenêtre, le philosophe est un baron perché sur les nuages.

Les consultants appellent prospection l'activité qui consiste à rechercher de façon méthodique des clients. Pour les consultants, la prospection est surtout affaire rationnelle de gestion. Il s'agit de constituer un fichier client, de faire une étude de marché, de contrôler statistiquement le flux et le profil des internautes visitant le site qui présente les prestations, de faire des phonings et des mailings. Il s'agit parallèlement de se construire un réseau et d'obtenir, par tous ces moyens mis en œuvre, des rendez-vous avec des clients potentiels, appelés prospects.

Compte tenu de l'inflation des consultants sur le marché[29] et des barrières de plus en plus fermes que mettent les commanditaires entre eux et les consultants, la prospection devient de plus en plus dure. Cette difficulté est renforcée par le déplacement des leviers de la décision, la recherche aveugle de la réduction des coûts et l'importance prise par le service des achats. Là où on pouvait autrefois compter sur la décision d'un dirigeant qui se fie à son intuition, on se trouve aujourd'hui en face d'un interlocuteur qui, n'osant pas prendre le risque de choisir un consultant atypique, préfère orienter son choix vers un cabinet de consulting connu.

Erreurs à éviter, pistes à explorer

L'erreur du consultant philosophe serait de se conformer à la tendance générale. Ce penchant consiste à utiliser des techniques de prospection et à proposer aux prospects contactés des techniques dont ils ont l'habitude. C'est un fait que les vendeurs de techniques rassurent à une époque où la technique et la science sont devenues idéologies[30]. Mais c'est un fait aussi que celui qui croit vraiment en l'efficacité de la philosophie rayonne de mille étoiles là où un technocrate est gris comme une souris.

Le consultant philosophe doit affirmer avec clarté, fermeté, intensité, la conviction qui lui vient de l'expérience. Par exemple, l'activité de l'esprit est le seul outil de travail valable. Le dialogue est le moteur de toute véritable rencontre et de toute éclaircie. Pratiquer le détour est le meilleur moyen pour aller à l'essentiel. Par le dépaysement, chacun retrouve son pays véritable. La culture est la nourriture spirituelle de l'homme. Le sens ne se donne pas, il se construit en commun. La philosophie n'est pas un ensemble de procédés, mais une tradition et une méthode. Discipline serait le terme adapté à condition d'évoquer simultanément la matière et la démarche constitutives de la philosophie.

Insister sur la spécificité de la philosophie en la distinguant franchement des approches techniciennes est un facteur sélectif. L'indifférent, le friand de boîte à outils et le peureux ne choisiront pas l'approche philosophique. En revanche, celui qui est curieux, confiant en l'homme et en son pouvoir de réflexion, et un peu courageux, choisira, du moins pour essayer, la consultation philosophique.

La vertu sélective fondée sur l'énonciation claire de la spécificité philosophique est un réel avantage. D'une part, elle évite au consultant philosophe de perdre son temps en persécutions et en relances commerciales. D'autre part, elle lui offre l'appui solide des interlocuteurs qui l'auront choisi. Cette manière de faire m'a, en tout cas, permis d'avoir des clients grâce auxquels j'ai moi-même avancé et que je peux solliciter pour leur demander conseil.

Ne pas préjuger des attentes du prospecté ni l'encombrer de la présentation précise des prestations possibles est un facteur décisif de distinction. En revanche, amener l'interlocuteur à parler de lui et de son entreprise, c'est à la fois lui donner l'occasion de se détendre et recueillir des informations à partir desquelles un échange peut s'engager.

La vertu distinctive fondée sur le choix du vide par rapport au plein, de la question par rapport à la proposition, accentue la différence du philosophe par rapport aux autres consultants.

Lui, parce qu'il découvre son interlocuteur plutôt qu'il ne le couvre de propositions de services, sait faire du véritable sur-mesure et avancer par petits pas.

L'erreur du consultant philosophe serait aussi de croire qu'il doit « bien communiquer » sur ce qu'il fait. La présentation léchée de l'approche philosophique et de ses bienfaits dessert plus qu'elle ne sert. La seule communication qui puisse lui être utile est celle qu'il va établir avec le client. Aussi doit-il veiller à transformer le rendez-vous commercial en dialogue. En amenant son interlocuteur à parler de lui et des situations qu'il souhaite éclairer, le consultant philosophe peut poser des questions. La pertinence des questions établit un contact non commercial, elle fait naître un désir, elle amorce une relation. La preuve de notre valeur coïncide avec nos actes.

L'erreur du consultant philosophe serait enfin de se méfier d'une présentation frontale de la philosophie. Malgré le risque d'essuyer un refus net, la présentation directe m'a toujours semblé conforme au respect de la philosophie. Une présentation frontale du métier de consultant philosophe exprime la conviction que la philosophie est plus que jamais nécessaire. Elle a aussi l'avantage de faire connaître ce nouveau métier. Plus nous serons nombreux à avancer que le seul outil de l'homme est sa pensée et sa nourriture première la culture, plus notre métier sera reconnu[31].

En revanche, le consultant philosophe doit viser un interlocuteur qui a la capacité, subjective et objective, de décider. Subjectivement, cet interlocuteur ose une démarche nouvelle. Objectivement, il dispose du levier de la décision[32].

Le devoir de dignité

Le consultant philosophe ne doit surtout pas mendier une mission ou prétendre qu'il est le seul à pouvoir répondre à la demande. Il doit, au contraire, se montrer patient et détaché. Pour ma part, je le suis toujours, portée par ma culture méridionale à penser que ce qui n'arrive pas ne devait pas arriver. Après l'entretien, le philosophe a intérêt à envoyer à son prospect un courrier synthétisant sa compréhension et ouvrant quelques pistes. Par ce courrier, le philosophe montre une capacité de synthèse écrite rare dans le monde des consultants. La synthèse écrite de ce qui a été pensé est très importante dans un monde où les paroles volent pendant que les textes sont utilisés comme pièces à conviction.

Le consultant philosophe donne sa confiance en l'évolution créatrice de la vie, dont l'étoffe est la durée et le style l'imprévisibilité. Concernant la durée, il m'est arrivé assez souvent d'être contactée par un interlocuteur plusieurs années plus tard ou d'avoir été recommandée par lui à l'un de ses collègues d'une autre entreprise. Il m'est arrivé aussi de tisser une relation amicale avec un interlocuteur qui ne m'a pas choisie mais m'a recommandée à un collègue. Les consultants appellent cela un « investissement commercial ». Mes mots à moi sont « rencontre, confiance, patience ». Je n'ai jamais attendu un « retour sur investissement ».

Par rapport à l'imprévisibilité, il m'arrive de décrocher des affaires par accident. Une directrice des ressources humaines, dont l'assistante avait oublié de filtrer les appels téléphoniques, m'accueille disgracieusement : « J'en ai assez des consultants qui me submergent de leurs salades ! » Comprenant viscéralement sa situation, je réponds : « Ah, si vous saviez combien cette part de mon travail m'est insupportable ! Excusez-moi. Au revoir. » Là-dessus, c'est elle qui me dit : « Ne raccrochez pas, nous pouvons quand même nous rencontrer. » Une autre fois, entrant dans le bureau d'un prospect et voyant au-dessus de sa tête un panneau affichant environ quinze « valeurs », j'exprime un avis violemment critique alors que mon interlocuteur ne me l'avait pas demandé. Nous sympathisons sur ce sujet avant même de nous présenter l'un à l'autre. Cet homme a changé d'entreprise et je travaille maintenant avec lui.

La prospection du consultant philosophe prend racine dans une introspection qui part d'une question : « Qu'est-ce qui est en accord avec l'idée que la philosophie est entraînement au discernement et apprentissage de l'existence ? » Elle se nourrit de la confiance en la vie. La clarté confiante du dedans appelle les rayons du dehors.

Questions pratiques

La méthode

Méthode et technique

Tout le long de cet essai, je présente une méthode et non une technique. Mon refus obstiné des techniques s'enracine dans une double prise de position. Ma première est mon opposition farouche au terrorisme techniciste. Depuis plusieurs décennies et de plus en plus, dans l'enseignement et dans l'entreprise, le recours à des techniques pour conduire sa pensée et se conduire interdit le libre déploiement de l'esprit. J'y vois la forme nouvelle que revêt, banalement, l'*absence de pensée* qui fomente le totalitarisme indolore dont parle Herbert Marcuse[33].

Ma deuxième prise de position est ma confiance en la puissance spontanément ordonnatrice de l'esprit. « Un seul phénomène fondamentalement propre à l'esprit : il s'articule lui-même. »[34] À partir du moment où l'esprit se concentre pour comprendre une situation, il s'y applique avec méthode, c'est-à-dire déploie sa capacité de discerner et de faire des liens. Il s'agit là de sa capacité méthodique, au sens grec du mot : l'esprit déploie son « méta-chemin » pour appréhender les articulations de la réalité[35].

La méthode cadre pour ne pas contraindre et balise pour ne pas orienter. Sa finalité est de comprendre, non d'atteindre un résultat prédéfini. Son matériau est la dynamique de la réalité vivante, non la mécanique de la matière inanimée. La compréhension est la condition de l'action efficace, c'est-à-dire de l'action qui transforme le cours des choses de manière significative pour les sujets qui y sont impliqués. La technique, appliquée dans le domaine de l'humain, asservit. La méthode, en revanche, libère.

Le sens de la méthode donné par Descartes

La méthode est, ainsi que Descartes le dit, la manière de conduire sa pensée pour découvrir la vérité. La méthode indique à la pensée de Descartes les quelques passages obligatoires à emprunter si elle désire sincèrement atteindre le but qu'elle s'est fixé. Ce but est toujours lié à la vérité, qu'il s'agisse de vérité scientifique, de sens existentiel ou de justesse et de justice dans l'action. Les passages obligatoires constituent les règles de la méthode. Descartes en mentionne quatre.

En lisant de près le *Discours de la méthode* et les *Méditations métaphysiques*, nous nous apercevons que ces règles sont le fruit de l'expérience de leur auteur. En tant que telles, elles présupposent le questionnement qui s'est emparé de lui durant ses études puis au cours de ses voyages. Elles présupposent aussi l'exigence de vérité et le courage de liberté qui le portent à décider de douter de tout. Si les règles de la méthode sont d'ordre intellectuel, leur contenu puise son suc dans l'expérience et leur respect repose sur certaines qualités morales.

En lisant Descartes de près, nous nous apercevons aussi qu'il présente les principes qui lui ont permis d'avancer non comme des règles absolues, mais comme les moyens dont il a personnellement expérimenté l'efficacité. Si nous quittons les préjugés dont nous affuble une vision réductrice de l'esprit cartésien, nous nous rendons compte de la valeur universelle contenue dans les règles découvertes et appliquées par le sujet René Descartes. Cette valeur s'éprouve par le fait que le respect des règles de la méthode cartésienne est indépendant de notre adhésion ou non à la métaphysique de Descartes.

Ne recevoir aucune chose pour vraie avant de l'avoir soi-même jugée telle et ériger l'évidence comme critère de ce jugement est la règle de la liberté et de la clarté constitutives du discernement. Analyser la difficulté pour en repérer les articulations, puis relier ce qui a été recomposé pour envisager la réalité dans son ensemble, est la règle de l'approfondissement d'une unité à travers sa diversité. Reprendre l'ensemble pour s'assurer que tout a été passé au peigne fin est la règle de l'attention à porter à ce qui nous tient par-dessus tout à cœur.

Le sens de la méthode revisité par Edgar Morin

Nous savons certes aujourd'hui que la complexité de la réalité rend celle-ci opaque, que l'analyse en ses éléments rencontre leur interdépendance, que la synthèse ne va pas linéairement du simple au moins simple, qu'il est impossible de dénombrer minutieusement. Il reste que, quand nous cherchons à comprendre, nous avons à clarifier, analyser, ordonner, englober, reprendre. Et nous savons aussi que, pour le faire, il nous faut abandonner nos fantasmes de transparence tout en restant attelés à notre objectif. En somme, en présence de la multiplicité de nos connaissances sur la réalité et de l'interdépendance de toutes choses que nous dévoilent nos sciences, notre esprit est amené à se déployer avec davantage de souplesse et de finesse.

En reprenant la voie de Descartes sans pour autant adhérer à sa philosophie, Edgar Morin souligne dans son traité intitulé *La méthode* le lien indéchirable entre le sujet qui chemine et le chemin, ainsi que la nécessité de poser quelques principes pour bien conduire sa pensée. La pensée produit quelques principes auxquels elle obéit afin de suivre librement son cours : le principe de la complémentarité des contraires, le principe de la boucle rétroactive, le principe hologrammatique et le principe d'incertitude. Ancrés dans l'expérience de leur auteur, cherchant à saisir le vif de son sujet[36] à travers le lien de celui-ci à l'ensemble complexe de la réalité, ces principes composent la trame de la *pensée complexe*.

Saisir le point de croisement et de tension des contraires est la règle pour comprendre une réalité dont le tissu est contradiction. Veiller à repérer la façon dont les effets agissent sur leurs causes est la règle pour comprendre le fonctionnement des organisations vivantes[37]. Envisager la partie comme une expression du tout qu'elle compose et qui la produit est la règle pour aborder la diversité de l'unité de la réalité. Prendre en compte le fait que l'observateur influence la situation observée, c'est se défaire de l'illusion que l'esprit est le miroir objectif du monde. L'intérêt de la méthode morinienne est de frayer à notre connaissance un chemin dans la complexité du réel.

L'intérêt de la méthode morinienne est aussi d'inclure ce que son auteur appelle l'*a-méthode*. La nécessité de naviguer dans l'incertitude nous oblige à faire de celle-ci notre *viatique*. Ne pouvant connaître à l'avance ce que nous rencontrerons sur notre chemin, nous avons à nous délester de toutes les idées et procédés emprisonnants qui nous empêcheraient d'exercer infatigablement, *méthodiquement*, notre discernement[38].

Les règles de la méthode intellectuelle du philosophe consultant

La méthode du philosophe consultant est inspirée de l'accord de tous les philosophes sur le fait que philosopher consiste à conceptualiser, définir, confronter, questionner. De cette convergence résulte aussi leur accord sur certains points relevant du registre intellectuel.

Ces points sont les suivants :

- Règle de la conceptualisation : mettre les mots justes sur les situations, les ressentis et les actions.
- Règle de la définition : déterminer le sens communément intelligible de ce que l'on dit.
- Règle de la confrontation : dans le cadre des définitions données, donner son point de vue sans chercher à convaincre mais en accueillant les points de vue des autres.
- Règle du questionnement : se servir des critiques des autres et user de l'autocritique pour comprendre au mieux le sujet à éclairer.
- Règle de la prise de hauteur : se situer à un point de vue qui permette de saisir les liens entre les réalités et les idées.
- Règle de la contextualisation : éclairer les faits et les idées en les situant dans le contexte qui est le leur sans oublier que le sujet pensant modifie la réalité en la vivant et en la pensant.
- Règle de l'incertitude : intégrer l'imprévisibilité du réel dans la démarche pour le comprendre en cheminant au fur et à mesure.

À ces règles, je tiens à ajouter celle de l'a-méthode : être méthodique dans son souci de discerner, relier, questionner tout en improvisant chemin faisant.

Philosopher en ayant recours à un consultant philosophe suppose le désir de s'éclairer grâce au dialogue. À partir du moment où la philosophie n'est pas un exercice solitaire, elle renvoie à quelques principes relatifs à la réalité d'autrui. Ces principes relèvent du registre éthique.

L'éthique

L'*ethos* philosophique

En décrivant la posture, les qualités, la relation à l'argent, la prospection, j'ai livré, sans les relever, les éléments constitutifs de l'éthique du consultant philosophe.

Celle-ci réside d'abord en un *ethos*. Dans son sens grec, l'*ethos* désigne ce que Bergson appelle la *courbure d'âme individuelle*. En observant que, « pour chacun d'entre nous, son *ethos* est son *daimôn* », Héraclite signale que ce qui inspire les attitudes d'un homme, pour le meilleur et pour le pire, c'est son caractère[39]. En renvoyant l'éthique au foyer de notre singularité, je risque une remarque sur fond de questionnement. La remarque est que l'intérêt désintéressé pour autrui, la capacité de supporter l'incertitude et la transformation des connaissances en culture prennent source dans des inclinations qui ne dépendent pas de nous.

Platon se demande si la vertu peut s'enseigner ou si elle est un don qui échappe à tout apprentissage. Plus particulièrement,

Platon recherche ce qui fait qu'un individu appartient à la catégorie des philosophes qui composent, selon lui, le niveau supérieur de la classe des gardiens de la cité. Il y répond en associant ce qu'il nomme le *naturel philosophique* et l'*éducation*[40]. Je souscris à la réponse platonicienne en passant par Jaspers. Celui-ci relie l'étude et la pratique de la philosophie à la *foi philosophique*. À mon avis, il y a un *ethos philosophique*, qui puise sa racine dans une confiance inconditionnelle en l'efficacité de la pensée et en la vie.

Ma question vient de l'examen de moi-même. Si, depuis toujours, je ne recherche ni l'argent ni le pouvoir, mais la communication et l'amitié, ce penchant, à l'origine de mon ouverture aux autres, ne me rend ni meilleure ni plus sage que d'autres. Plus précisément, les vertus attachées à ces inclinations se manifestent dans ma pratique professionnelle de la philosophie. Professeur, j'aimais rendre mes élèves autonomes en les entraînant joyeusement au discernement. Consultante, j'aime accompagner joyeusement mes clients dans l'actualisation de leur liberté. Professeur ou consultante, je suis toujours heureuse de rencontrer un collègue meilleur que moi.

En revanche, dans ma vie personnelle, si je reste fondamentalement désintéressée, je manque souvent de générosité, de patience et de discernement. Je retrouve en partie ces qualités grâce à ceux qui critiquent mes comportements. Mais le fait que, chez moi, l'*ethos* philosophique ne recouvre pas avec constance l'ensemble de ma vie m'amène à m'interroger sur son lien avec l'éthique. S'agirait-il d'un *ethos* qui ne deviendrait moral que dans certaines conditions ?

Les sens de l'éthique

L'éthique est la réflexion philosophique sur les conditions de la bonne conduite. Son terreau existentiel est la voix que nous entendons au fond de nous sous forme d'impératif et qui nous dit ce que nous devons faire ou ne pas faire, ce qui est « bien » et ce qui est « mal ». Son terrain est celui de tous les sujets qui posent la question de la meilleure décision possible dans les domaines que ne recouvre pas la législation et qui s'affirment indépendants par rapport aux préceptes d'une religion. Par glissement, on qualifie d'éthique le comportement conforme à la norme présumée ou établie du bien.

L'invocation de plus en plus fréquente de l'éthique dans nos sociétés occidentales exprime la complexité croissante des problèmes dans une société détachée des repères religieux. Elle est liée au besoin de limiter les affaires frauduleuses et de réduire les risques auxquels nous expose la quête débridée du profit immédiat, localement et globalement. Il est probable que l'inflation du mot, des comités et des chartes éthiques réponde à la faiblesse avec laquelle s'exprime la voix de nos consciences individuelles. La prolifération des codes déontologiques, ensemble de règles non juridiques dont le respect est obligatoire pour les membres d'une collectivité donnée, répond à la même défaillance.

Le jour où la consultation philosophique deviendra une profession reconnue comme celle de l'avocat ou du médecin, elle aura sans doute son ordre et son code déontologique. En attendant, le consultant philosophe est seul face à sa conscience et face à son client. Sa solitude est, au demeurant, peuplée par les philosophes. Aristote suggère au consultant philosophe l'obligation de modération sur fond d'amitié pour soi et pour les autres. Kant lui commande de respecter inconditionnellement tout être humain et de ne jamais confondre acte et personne. Jonas l'éveille à sa responsabilité vis-à-vis de la Nature et de l'humanité future. Morin le rend attentif à la complexité de tout choix éthique compte tenu de l'interdépendance et du cours imprévisible des affaires humaines.

Plus radicalement, toutes les sagesses du monde affirment la dignité de l'être humain et l'obligation corrélative de tout faire pour l'éveiller à cette dignité. Cet éveil concerne autant le respect de sa propre dignité que le respect de la dignité des autres. Le précepte « aime ton prochain comme toi-même » souligne exactement cela.

Les principes de l'éthique de la consultation

L'éthique du philosophe consultant est inspirée de l'accord des philosophes et des sages du monde entier relevant du registre moral et existentiel. Ces points sont les suivants :

– Le dialogue philosophique repose sur le principe que nous sommes tous égaux et tous différents : notre richesse nous vient de notre foisonnante diversité sur fond d'humanité absolument commune.

– La communication existentielle suppose la reconnaissance de l'importance d'autrui et le respect du devoir de sincérité : nos avancées dépendent de l'authenticité de notre relation à ceux avec lesquels nous avons choisi d'éclairer cette situation.

– Le dialogue philosophique et la communication existentielle visent inconditionnellement une liberté qui respecte et développe la liberté des autres : l'éclairement de notre pensée est la condition de la justesse de nos actions qui, d'une manière ou d'une autre, ont un impact sur la vie des autres.

Choisir d'avancer par la philosophie, c'est accepter l'irréductible imperfection de la nature humaine. C'est parce que nous sommes faillibles que nous pouvons tirer parti de nos erreurs et avoir une attitude constructive à l'égard de ceux qui se trompent. C'est parce que personne ne se suffit à lui-même que nous avons vitalement besoin des autres pour comprendre, mûrir, mieux agir, réussir, être libres, être moins malheureux. Tant que nous sommes en vie, rien n'est définitif : c'est pourquoi nous pouvons espérer que demain sera meilleur qu'aujourd'hui pour nous-même et pour les autres.

Consultation philosophique et démocratie
L'objection de l'élitisme intellectuel

Dans la mesure où elle suppose la clarification, s'appuie sur des références et utilise la synthèse écrite, la consultation philosophique semble s'adresser exclusivement à des personnes d'un certain niveau intellectuel et culturel.

Ces présupposés soulèvent la question de l'accessibilité. Pour dialoguer et pour entendre la pensée d'un philosophe est-il besoin d'un équipement intellectuel particulier ? Aisance de langage oral et écrit, goût pour la lecture sont-ils des prérequis ? Mon expérience me permet de renverser la question. La réflexion philosophique n'est-elle pas un formidable moyen pour susciter, à travers le dialogue, le désir de pensée, de communication et de culture ?

Lors de mes interventions auprès d'élèves de sixième en « échec scolaire »[41], disposant d'un vocabulaire extrêmement réduit pour la plupart incapables d'écrire et tous étrangers à ce que nous appelons la culture, j'ai constaté leur ouverture à la pensée. À partir du moment où la relation ne relève pas du jugement dépréciatif qu'un instructeur à *l'humeur mélancolique*[42] porte sur son élève mais du désir de communiquer, tout être humain sain découvre la joie de penser en pensant. À partir du moment où la référence à un grand philosophe ne met pas l'accent sur le philosophe mais sur ce qui, de sa pensée, peut éclairer ce qui se dit, la culture est accueillie.

Lors de mes interventions auprès de professionnels non bacheliers dans le cadre de formations organisées par leur structure ou une structure partenaire, je constate leur soif d'apprendre avec leurs compagnons de formation, l'intervenant et les penseurs conviés. À partir du moment où l'on prend les gens là où ils sont sans les évaluer en fonction des critères institués et où l'on éprouve un réel respect pour leur expérience, mais aussi pour leur ignorance, le dialogue et l'éclairage culturel opèrent comme des accélérateurs de compréhension et des stimulateurs de l'intérêt pour la culture.

Par ailleurs, tout dépend de ce que l'on entend par culture. Si nous limitons celle-ci à la culture classique, nous devenons incapables de nous relier à ceux qui en sont loin. Si, en revanche, nous acceptons que tout puisse devenir support de culture à partir du moment où l'individu en dispose, non comme d'un divertissement, mais comme d'un prétexte pour penser le monde et lui-même, nous établissons un lien qui peut mener, ou pas, à la culture classique. L'important n'est pas de savoir ceci ou cela, mais d'échapper à *l'absence de pensée*[43].

La communication philosophique, parce qu'elle se fonde sur la parole et porte sur les situations vécues, interpelle les individus dans leur existence quel que soit, par ailleurs, leur niveau d'instruction[44].

L'objection de la sélection par l'argent
Dans la mesure où la consultation philosophique est payante, elle exclut de prime abord ceux qui n'ont pas les moyens. Cette situation concerne toutes les professions libérales et notamment celles qui sont sollicitées par des particuliers en quête de réconfort.

Il dépend du consultant philosophe, et de son rapport à l'argent, de rendre sa consultation accessible à tous. Le don est une chose spécifiquement humaine qu'aucune loi n'interdit[45]. Le consultant philosophe n'est guère lié par la règle inventée par des psychanalystes ayant lu Freud à leur façon. Un individu n'a pas à payer pour la gestion du transfert ou pour accorder du prix à la démarche. Quelquefois même, libérer l'autre de l'obligation de payer pour aller mieux fait partie du processus de maturation grâce auquel on devient soi-même[46].

Questions pratiques

Par ailleurs, cela relève du préjugé que de croire que ceux qui ont peu de moyens sont moins prêts que d'autres à choisir la consultation philosophique. La curiosité et la dignité ne sont pas affaires de portefeuille. Quand je dis à mon interlocuteur à maigres moyens le prix d'une séance pour particuliers en lui demandant ce qui lui est possible de payer, je rencontre plutôt la volonté de régler la séance à son prix plutôt qu'une négociation. Et c'est plutôt à moi qu'incombe la tâche d'encourager l'adaptation du montant aux moyens réels[47].

Enfin, quand c'est une organisation ou une association qui sollicite le consultant philosophe, celui-ci est libre d'accepter ou non, en fonction de l'intérêt de la mission. Il peut d'ailleurs s'appliquer à lui-même la représentation du don décrite par Mauss. Donner sans attendre de contrepartie, c'est croire au *contre-don* que, d'une manière ou d'une autre, la vie lui offrira. Le propre du contre-don est d'être sans rapport avec ce qui a été donné, puisque la question de la valeur n'entre pas en ligne de compte. Nous sommes dans le domaine de la confiance en l'évolution créatrice de la vie.

Quant à l'objection légitime que, pas moins qu'un autre, le consultant philosophe a besoin d'argent pour vivre, la réponse est simple. Il est de la responsabilité du philosophe de prendre l'argent là où il est abondant pour pouvoir ne pas exclure ceux qui ont peu ou presque rien. Contrairement à

Robin des Bois dont il emprunte la démarche, le consultant philosophe n'est pas un brigand au grand cœur, mais un citoyen lucide. Dans une société où tout est payant et où le grand capital jouit et souffre de ses plaisirs solitaires, ce serait contre-civique et suicidaire de ne pas fixer des honoraires élevés à ceux qui ont l'habitude de les honorer.

D'ailleurs, la question n'est pas de savoir combien on gagne mais comment on utilise l'argent. Ce qui est immoral, c'est de retenir l'argent au lieu de le redistribuer[48]. Et c'est un préjugé de croire que la richesse empêche la générosité. Le pauvre, le moyen, le riche sont des individus. C'est en tant que tels que les considère le consultant philosophe, c'est à eux qu'il s'adresse et non à une catégorie. La communication philosophique interpelle les individus dans leur existence quel que soit, par ailleurs, le niveau de leurs revenus.

Le droit à la philosophie

Pour Arendt, Kant est « le véritable fondateur, quoique secret, de la philosophie nouvelle ». Car c'est lui qui assigne à l'homme la responsabilité, fondée dans le pouvoir inaliénable inhérent à sa raison, de s'émanciper de toutes les tutelles en osant penser par lui-même[49]. Ce courage de penser par soi-même, en envisageant les points de vue des autres et en réalisant l'accord avec soi-même[50], est à la racine de l'autonomie individuelle et de la liberté politique dont l'horizon est l'avènement de la paix dans le monde[51].

C'est dans ce sillage que s'inscrit l'initiative de Jeanne Hersch de demander à tous les pays du monde de lui envoyer des textes, antérieurs à 1948, qui expriment, d'une façon ou d'une autre, les exigences conceptualisées dans la Déclaration universelle des droits de l'homme[52]. Ce recueil, en prouvant que l'aspiration à la liberté et à la dignité est commune à tous les hommes, grave en quelque sorte le besoin de philosophie dans la texture de l'esprit humain. De cette donnée découle le *droit à la philosophie*.

Se situant dans la voie ouverte par Kant, Jacques Derrida définit le droit à la philosophie comme l'une des conditions de la démocratie à venir. L'éveil à la démarche et à la culture philosophiques est, à ses yeux, indissociable du mouvement de démocratisation. Dans un monde pris dans l'engrenage d'un *positivisme techno-économico-militaire*, le recours à des approches philosophiques non positivistes devient une urgence. Dans le courant d'une mondialisation imposée par les intérêts des marchés occidentaux et tendant à l'effacement des différences, la culture philosophique, par histoire et nature hybride, multilinéaire et polyglotte, nous éveille à la diversité des individus et des peuples en tissant des liens entre eux[53].

La consultation philosophique travaille dans le sens d'une mondialisation de l'activité de l'esprit qui, libérant des préjugés, relie les hommes. Son chemin n'est pas celui de la révolution, mais celui du revirement intérieur de chacun. Je crois qu'il est indispensable que nous sortions des polémiques qui prennent source dans une vision binaire et dans des intérêts privés. Il est urgent que nous tentions la diversité des voies pour communiquer philosophiquement la philosophie.

Tout est nécessaire, à condition que nous ne fassions pas n'importe quoi. Or, le lien authentique à la philosophie préserve de ce péril.

---

1. Il arrive assez souvent que les penseurs qui ont marqué les sciences sociales, Max Weber par exemple, soient des philosophes à l'origine.
2. Cf. *Écoute, petit homme.*
3. *Intelligence intellectuelle, intelligence émotionnelle* et, très récemment, *intelligence sociale.*
4. *Philosophie*, p. 146.
5. *Philosophie*, p. 221-233.
6. C'est le sens du mot grec *gennaios*, de même racine que *genos*, la famille de naissance.
7. *Traité des passions*, p.153-154.
8. Jaspers, *Introduction à la philosophie*, p. 126.
9. Nietzsche, cité souvent par Jaspers, dans *Introduction à la philosophie*, p. 133.
10. *Le visible et l'invisible, Notes de travail*, p. 312-313.

11. Le passage d'une ère à une autre coïncide avec une invention technique qui modifie de fond en comble le rapport des hommes au réel. L'invention des technologies du virtuel est une invention de ce genre puisqu'elle est en train de transformer notre relation à l'espace, au temps, au savoir, au pouvoir, aux autres…
12. J'ai commencé à recevoir dans le salon de notre appartement, puis, quand mon activité s'est stabilisée, j'ai pris un bureau dans un autre lieu que mon lieu d'habitation, que j'ai aménagé comme un salon pour distinguer la consultation de la psychothérapie et du consulting.
13. Même lorsque la consultation fait l'objet d'une convention où doit figurer le nombre des séances, je précise à mon interlocuteur qu'il est libre d'interrompre comme de poursuivre au-delà des cinq que, pour des raisons de commodité administrative, je prescris sur le papier.
14. Séances de deux heures, demi-journées, petites journées.
15. Il m'arrive d'accompagner la même personne à différentes étapes de sa vie.
16. Jaspers, *Introduction à la philosophie*, p. 131-132.
17. Achenbach appelle celui qui consulte le philosophe « l'hôte ». Je préfère le terme de client. L'hôte ne paye pas, le client paye.
18. Platon, *Le Théétète*, 17c-174a. Sénèque, entre autres, *De la tranquillité de l'âme*, XII, et *De la brièveté de la vie*, II.
19. *Éthique à Nicomaque*, Livre IV, 1-5. *Politique*, IV : le critère pour juger qu'un régime est juste est la poursuite de l'intérêt général par le gouvernement, que celui-ci soit exercé par un seul (royauté), par quelques-uns (aristocratie) ou par les représentants du peuple (république).
20. Selon l'expression ironique de Pierre Thuillier, cf. *Socrate fonctionnaire*.
21. *Manuscrits de 1844*, 3e manuscrit, p. 123.
22. En 1992, les philosophes en France étaient en majorité des enseignants et des chercheurs rétribués par l'État et avaient un fort préjugé à l'égard des professions libérales. Les rares qui intervenaient en entreprise, comme André Comte-Sponville et Alain Etchegoyen, cumulaient la sécurité de l'emploi et les honoraires élevés perçus pour leurs interventions en entreprise. Or, je ne me reconnaissais pas, pour ma part, dans ce

cumul. Comte-Sponville a eu le mérite de quitter son poste de maître de conférences une fois qu'il a pu bien vivre grâce à ses publications et communications, Michel Onfray également.
23. Ayant quitté Istanbul, lors de la fin de la Première Guerre mondiale en 1919, en y laissant tous leurs biens, mon père et sa mère avaient survécu en exil à Paris, mon père y menant des études de droit. Ayant quitté la Grèce lors du coup d'État des colonels en 1967, mes parents ont survécu en tant que réfugiés politiques en France. Mon père y a été nommé professeur associé à la faculté de droit de Strasbourg et, au moment où sa mise à la retraite nous laissait sans rémunération ni couverture sociale, la dictature est imprévisiblement tombée (dictature des colonels, 1967-1973). Au fond de moi gît la certitude existentielle que celui qui a confiance en la vie et a la chance d'être en bonne santé peut toujours rebondir et même améliorer sa situation.
24. Entre 8 000 FF et 10 000 FF hors taxe par jour en 1993.
25. L'expression et l'idée sont de Jaspers.
26. Je dois la décision d'écrire à Élodie Bourdon, éditrice chez Eyrolles et philosophe de formation et d'esprit.
27. J'ai quitté de mon propre chef trois entreprises clientes pour rester en accord avec moi-même.
28. Il s'agit de la prospection auprès des organisations, et notamment des entreprises.
29. Licenciements, retraites anticipées, crise de confiance à l'égard de l'entreprise privée sont en train de déverser un nombre effarant de consultants sur le marché.
30. Cf. Jürgen Habermas, *La technique et la science comme idéologies*.
31. Cette reconnaissance ne déterminera certainement pas la qualité de la prestation du consultant philosophe, puisque, dans tout métier, il existe de grandes disparités qualitatives. Mais elle campera le métier de consultant philosophe parmi les autres professions de sorte que, libérés du combat pour la reconnaissance, nous n'ayons plus à nous préoccuper d'autre chose que de bien faire notre métier.

Questions pratiques

32. Les formateurs sont de plus en plus mis en concurrence par le jeu des appels d'offres. Le consultant philosophe doit-il concourir pour obtenir des missions ? La question reste ouverte. Pour ma part, je crois que le philosophe devrait se tenir hors de ce genre de compétition. Sa discipline ne se situe pas à côté des autres, mais englobe les autres en se plaçant à un point de vue « méta ». Sa démarche est indépendante du recours à des techniques, de l'apport d'outils, de simulations et de jeux de rôles.
33. Cf. *L'homme unidimensionnel*.
34. *Philosophie*, p. 136.
35. Cf. à ce propos le *point méta* dont Edgar Morin fait la pierre angulaire de sa méthode.
36. Cf. *Le vif du sujet*.
37. Ce concept recouvre toute réalité qui *s'auto-organise* en interagissant avec son environnement, à commencer par l'univers minéral.
38. *La méthode*, I, p. 15-16.
39. *Fragments*, § 54 (classement de Jean Brun).
40. *République*, III, 375e.
41. Il est symboliquement intéressant de constater qu'au lieu de combattre pour la réussite, l'Éducation nationale française lutte contre l'échec…
42. Cf. Montaigne, *Essais, De l'institution des enfants*.
43. Nous pouvons suivre la pensée d'Hannah Arendt : la culture est détruite à partir du moment où les œuvres deviennent des objets de consommation et de loisir ; elle est transmise à partir du moment où elle est vulgarisée pour faciliter l'accès aux lumières héritées. Cf. *La crise de la culture*.
44. C'est sans doute pour n'avoir pas compris cette chose élémentaire que l'enseignement alimente la violence au lieu de l'apaiser. C'est, à mon avis, une violence extrême que de soumettre à l'épreuve de l'orthographe et de la connaissance livresque celui qui, par son histoire et son contexte social et familial, est accoutumé à une oralité réduite et au non-exercice de sa pensée.
45. On pourrait, à ce sujet, revenir à Marcel Mauss. Cf. *Essai sur le don*.

46. Il m'est arrivé d'offrir toutes les séances à une personne qui, depuis dix ans, payait pour raconter son mal-être d'être déchirée entre deux cultures. Plus exactement, j'ai dit à mon interlocutrice de mettre la somme qu'elle m'aurait donnée en fonction de ses moyens financiers dans une tirelire et de s'offrir des plaisirs sans se poser la question de leur futilité.
47. Cette façon de faire est aussi celle d'un bon nombre de psychothérapeutes et analystes.
48. J'ai constaté que ceux qui reprochent aux autres de gagner beaucoup d'argent sont, au fond d'eux-mêmes, envieux de ne pas être dans la même situation. Et, s'il leur arrive un jour de se trouver sur la rive abhorrée, ils deviennent arrogants et se montrent peu généreux. Comme si leur vertu antérieure dépendait de leur manque et non de leur plein, de leur envie et non de leur vertu.
49. *La philosophie de l'existence*, p. 117.
50. Kant, *Critique de la faculté de juger*, p. 127-128.
51. Kant, *Vers la paix perpétuelle*.
52. *Le droit d'être un homme*. Cf. « Les droits de l'homme d'un point de vue philosophique » in *L'existence absolue de liberté*, p. 103 et *sqq*.
53. *Le droit à la philosophie d'un point de vue cosmopolitique.* Communication faite à l'UNESCO en 1992. Il est plus qu'étrange que Derrida ne cite ni Jaspers ni Hersch, que son exceptionnelle érudition ne pouvait ignorer.

II. Repères historiques

Le retour de la philosophie dans le monde de la vie
La remise en question de la philosophie

L'invention de la consultation philosophique s'inscrit dans l'histoire de la philosophie telle qu'elle se dessine après la Seconde Guerre mondiale. En perpétrant deux barbaries inédites dans l'histoire de l'humanité, la Seconde Guerre mondiale pose la brûlante question de la fonction de la raison et du sens de la philosophie. Que penser d'une rationalité qui a rendu possible la production industrielle et massive de la mort dans les camps nazis et la destruction nucléaire de deux cités et de leur environnement naturel par les Alliés ?

À cette question répondent deux courants philosophiques divergents. Le premier mène une critique sans appel de la raison occidentale qui aurait développé, le long de son histoire, sa capacité de traiter les réalités qu'elle cherche à maîtriser par la connaissance ou l'action comme des moyens pour atteindre ses propres fins. La *rationalité instrumentale*, caractéristique d'Ulysse, ce héros inspirateur de la pensée grecque, serait toujours capable de reproduire les horreurs qu'elle a commises lors de la Seconde Guerre mondiale. La philosophie, ouvrage de la raison née de la pensée grecque, est, du coup, discréditée[1]. Le second courant, tout en critiquant violemment la raison technicienne, assigne à la raison discernante la mission d'assurer la survie de l'humanité grâce à la philosophie[2].

Ces deux courants prennent source dans l'analyse que Max Weber fait de la rationalité technicienne[3] et dans la communication d'Edmund Husserl sur la crise de l'humanité européenne et la philosophie. Dans le sillage du philosophe sociologue qui décrit les caractéristiques de la raison occidentale à travers son histoire, le fondateur de la phénoménologie pointe l'ambivalence d'une raison dont sont nés l'esprit philosophique scientifique et des progrès allant dans le sens d'un morcellement autant de la pensée que de la réalité.

Instance de compréhension ouverte et critique, qui cherche la vérité sur une réalité qu'elle considère une et complexe, la raison se développe en compartimentant la réalité pour mieux la connaître. En s'appliquant dans cette compartimentation, source de nos formidables progrès scientifiques et techniques, la raison oublie au fur à mesure l'unité de la réalité et le lien indissoluble entre le sujet connaissant et la réalité à connaître. Cet oubli la coupe de sa source vive, qui est son esprit critique au service de la vérité. Ainsi coupée, la raison expose l'humanité européenne au risque de la barbarie. Mais ce risque peut être évité si la raison retrouve sa vocation originelle, qui est le véritable esprit de la philosophie[4].

Après la Seconde Guerre mondiale, la philosophie ne saurait échapper à sa propre remise en question. Cette situation nouvelle conduit la plupart des philosophes à s'intéresser à l'actualité en prenant parti.

Merleau-Ponty et l'éloge de la philosophie

Husserl reproche à la philosophie d'avoir rompu son lien originel avec *le monde de la vie*, terreau de toutes nos expériences et de toutes nos connaissances. Cette rupture, manifestée par la spécialisation croissante des savoirs, s'exprime également par la scientifisation de la philosophie elle-même. Les chercheurs et les enseignants de la philosophie se spécialisent et perdent ainsi le sens même de leur discipline, qui est d'englober la totalité du réel en aidant l'homme à vivre.

C'est par un état des lieux de la philosophie académique que, dans le sillage d'Husserl, Maurice Merleau-Ponty inaugure son enseignement au Collège de France. Parce que le *philosophe moderne* est la plupart du temps un professeur, ce qu'il dit dans ses cours et dans ses écrits « entre d'emblée dans un univers académique où les options de la vie sont amorties et les occasions de la pensée voilées ». Ainsi enfermée dans l'enseignement et dans les livres, « la philosophie a cessé d'interpeller les hommes »[5].

Or, la mission de la philosophie est cette interpellation même. Le sens de la philosophie est d'éveiller chaque individu à ce que l'existence, aussi bien celle du monde que la sienne propre, a de problématique et de l'éveiller de telle sorte qu'il n'ait plus besoin de chercher la solution « dans le cahier du maître ». Le sens de la philosophie est de nous éveiller au *monde de la vie*. Merleau-Ponty est tranchant : « Pour retrouver la fonction entière du philosophe (…) il faut se rappeler Socrate. » Et, pour retrouver l'esprit de la philosophie, il faut accepter l'incertitude constitutive de toute réflexion philosophique. La philosophie *boite*, la *claudication* fait partie de son être même.

Il est cependant paradoxal qu'Husserl et Merleau-Ponty reviennent au monde de la vie en maintenant le langage érudit caractéristique des ouvrages philosophiques. Très proche de leur démarche, Sartre adopte une autre voie. Parallèlement à ses thèses développées dans des traités érudits, Sartre s'adresse au grand public à travers ses créations littéraires et un petit essai ouverts à tous. À ces deux voies s'ajoute une troisième, celle du philosophe qui vient penser et dialoguer au café.

Simone de Beauvoir écrit, à côté de ses romans et écrits autobiographiques, des essais philosophiques très lisibles. Camus, tout en refusant le titre de philosophe, expose sa philosophie de l'existence dans des romans, des pièces de théâtre et des essais abordables. Plus discrètement, mais avec une intention d'ouverture davantage affirmée, Karl

Jaspers s'applique à faire connaître la philosophie et les grands philosophes au grand public.

La glace est rompue. Les philosophes viennent à la rencontre de l'homme de la vie.

L'invention du métier de consultant philosophe
Gerd Achenbach et le cabinet de philosophie

L'invention de la consultation philosophique constitue un événement sans grand retentissement. Docteur en philosophie mais non pas professeur, Gerd Achenbach introduit, en 1981, une nouvelle façon de libérer la philosophie de la « camisole de force » dans laquelle l'avait enfermée l'enseignement universitaire. Son idée originale est d'utiliser la philosophie pour aborder, grâce à elle, les problèmes que la vie pose aux hommes.

Est ainsi créé la *Philosophische Praxis* – le cabinet de philosophie – où l'on vient consulter un philosophe comme on va consulter un avocat ou un médecin. Il s'agit d'une prestation philosophique payante, puisque le consultant philosophe facture des honoraires à son client. Dans la foulée, Gerd Achenbach crée une association[6] destinée à penser, pratiquer et propager la consultation philosophique. Depuis bientôt trente ans, Achenbach pratique la consultation philosophique et communique sur celle-ci.

Dans ses multiples communications, Achenbach situe la consultation philosophique en la distinguant nettement de la philosophie enseignée et de la psychothérapie[7]. En même temps, Achenbach refuse de proposer une technique de la consultation, jugeant toute technique imposée contraire à la liberté du philosophe. Achenbach laisse chaque consultant libre de mener le dialogue avec son interlocuteur comme il l'entend[8].

Cette façon de présenter la consultation philosophique comporte un triple intérêt. Premièrement, ainsi que son fondateur l'indique lui-même, la consultation philosophique devient un moment de l'histoire de la philosophie – le moment où celle-ci retrouve sa vitalité première. Deuxièmement, elle offre aux nombreux diplômés en philosophie une voie professionnelle différente de celle de l'enseignement. Enfin, à une époque où se répand partout une vision positiviste et technicienne de la réalité, la consultation philosophique donne à la philosophie, soupçonnée de flotter dans les nuages, l'occasion de réaffirmer son utilité.

Cabinet de philosophie et café philo

Depuis 1981, la consultation philosophique s'est étendue de l'Allemagne dans les pays européens voisins, en Amérique du Nord et en Israël. Elle a donné naissance à plusieurs colloques et à divers ouvrages, elle a suscité de nombreuses discussions autour de sa finalité[9]. Elle a été introduite en France en 1992 par Marc Sautet qui a eu l'idée originale de créer un « café philo »[10]. Cette initiative a renoué avec la coutume sartrienne tout en répondant à une nouvelle réalité.

Vu du côté du public, le dialogue ouvert à tous moyennant une modeste consommation répondait au besoin de se réunir physiquement pour parler des choses de la vie dans une société où les échanges à ce sujet sont rares ou payants. Vu du côté du consultant philosophe, la tenue d'un café philo lui permettait d'être présent dans les médias et d'attirer ainsi l'attention du public sur le cabinet de philosophie.

Je me souviens de la réaction de Gerd Achenbach, lorsqu'en 1993, lors d'une réunion de son association à Bergisch Gladbach, il se mit à critiquer violemment l'ouverture de mon café philo à Strasbourg[11]. Faire une intervention gratuite était, à ses yeux, saborder le métier de consultant philosophe. Les gens ne respectent vraiment, disait-il, que ce qui a un prix sur le marché. Avec le recul, je pense qu'il avait à la fois tort et raison. Il avait tort, parce que cette activité gratuite rendait possible la publicité d'une profession libérale qui n'avait pas d'autres moyens pour se faire connaître. Il avait raison, parce que l'existence d'un café philo à côté du cabinet de philosophie provoque une confusion préjudiciable à la représentation sociale de la profession. La philosophie y est perçue comme affaire de café de commerce et le consultant comme un animateur public[12].

Évolutions
Une percée timidement progressive

La consultation philosophique a été méprisée en France en raison de la puissance de la tradition académique[13] et du préjugé corrélatif que le professionnel de la philosophie n'a pas à s'occuper d'argent[14]. Le seul qui en ait défendu la cause dans le sillage de Marc Sautet est un docteur en philosophie canadien, Oscar Brenifier[15]. Ailleurs, la consultation philosophique a pacifiquement cohabité avec l'enseignement universitaire[16]. En Italie, elle connaît une situation particulière puisqu'elle fait l'objet d'un master dans certaines universités (cf. annexe p. 313).

Partout, durant plus d'une décennie, la consultation philosophique s'est surtout développée en tant qu'accompagnement individuel et privé, à côté des psychothérapies et du développement personnel[17]. Je crois être la première à avoir introduit la consultation dans les organisations et aussi un des rares consultants philosophes à vivre entièrement de cette activité. La consultation philosophique dans le cadre des organisations n'est ni une conférence[18] ni un débat ponctuel. Elle est implication du philosophe dans une situation. Il lui est demandé d'exercer sa faculté d'étonnement, de questionnement et de discernement pour éclairer ceux qui la vivent. Et il entraîne ces derniers à s'y situer en tant qu'acteurs de leur existence et auteurs de leurs actions.

Depuis environ cinq ans, le regard sur la consultation philosophique est en train de changer en France. En effet, de plus en plus de jeunes diplômés en philosophie, voire lauréats des concours universitaires, sont attirés par le métier de consultant philosophe et notamment par la consultation philosophique auprès des organisations. Certains l'exercent déjà. Cette évolution est un signe des temps à divers égards.

Les conditions actuellement favorables

Dans un monde où les différents non-sens prennent vertigineusement le pas sur le bon sens et le besoin de sens, un jeune philosophe peut légitimement estimer que sa place est là où les événements ont lieu. Dans une société où l'enseignement est en crise, et notamment l'enseignement secondaire, celui qui veut faire de la philosophie son métier peut légitimement tenter une autre voie que l'enseignement. Dans un monde où il est devenu impensable de faire le même métier toute une vie, la carrière de l'enseignant perd une partie de son attrait.

Par ailleurs, un jeune diplômé en philosophie a aujourd'hui davantage de flèches à son arc qu'un jeune de mon temps ou d'il y a seulement quinze ou vingt ans. Il parle plusieurs langues, a voyagé, a bénéficié de formations parallèles aux études de philosophie et/ou a suivi des stages en entreprise. Il est à l'aise dans l'univers internautique et peut, de ce fait, l'aborder et l'utiliser de façon philosophiquement intéressante. Situé entre le monde, toujours classique, de la philosophie et le monde en train de naître, il peut puiser dans les lumières de l'ancien les moyens pour construire le nouveau. Il est étonnant de constater que Louis Pinto, dans son ouvrage *La vocation et le métier de philosophe* publié en 2007, ne mentionne même pas la consultation philosophique, alors qu'il lui suffisait d'entrer ces deux mots dans Google pour apprendre qu'il existe plusieurs sites à ce sujet.

S'ajoutent à cela d'autres faits dignes d'attention. Des personnes ayant des responsabilités en entreprise se mettent à étudier la philosophie soit pour enfin l'introduire auprès des managers, soit pour exercer eux-mêmes le métier de consultant (cf. annexe p. 311 et suivantes). Des philosophes quittent l'enseignement pour exercer le métier de journalistes ou choisissent ce métier d'emblée. *Philosophie Magazine*, en France, en est l'illustration la plus réussie. Parallèlement, nous assistons déjà au développement du journaliste philosophe, figure de l'intellectuel médiatique qui vulgarise la philosophie en l'associant à son image.

Dans un monde encore étranglé par la centralisation des pouvoirs, morcelé par le cloisonnement des secteurs et déréalisé par les technologies du virtuel, le recours à une philosophie accessible et vivante devient une nécessité. La consultation philosophique offre la possibilité de susciter le dialogue là où le problème se pose, d'abattre provisoirement les cloisons en faisant se rencontrer les hommes et de créer des contacts humains concrets.

La vague de la vulgarisation
Vers un monde pour Sophie ?
Le Monde de Sophie, publié en 1995, marque à mes yeux une étape dans l'histoire de la philosophie occidentale. En construisant une initiation aux grands philosophes sous forme d'intrigue policière, Jostein Gaarder confère à la philosophie une allure divertissante tout en respectant la complexité des auteurs présentés. Le succès de ce livre, pourtant moins accessible qu'il n'y paraît, a soudain révélé un besoin populaire de philosophie. Des milliers de lecteurs de cultures différentes ont joyeusement renoué avec une matière que l'érudition universitaire tenait à distance.

Ce besoin s'était déjà manifesté en France par le succès, en 1984, du livre *Le rêve d'Icare*. André Comte-Sponville offrait au grand public une réflexion à la fois abordable et cultivée. Ce même besoin s'est trouvé confirmé et satisfait par Michel Onfray qui, parallèlement à ses écrits, dont le premier franc succès date de 1991, a fondé l'université populaire de Caen, indépendante des institutions académiques. Le succès de *Philosophie Magazine*, qui vient de recevoir le prix du meilleur magazine de l'année, et le formidable succès de l'ouvrage de Richard David Precht *Qui suis-je et si je suis combien ?* confirme cette tendance.

Nous assistons, très fortement depuis une décennie, à une vague de vulgarisation philosophique qui ne cesse de grandir[19]. La philo accessible est polymorphe et protéiforme. Non seulement elle utilise tous les supports et tous les canaux de la communication, mais elle s'exprime selon plusieurs modes – les conférences, les dialogues, les discussions à partir d'un film. Elle s'introduit partout – dans les écoles, les maisons de retraite, les entreprises, les hôpitaux. Elle s'adresse autant aux adultes qu'aux enfants[20].

Actualité de la question « qu'est-ce que les Lumières ? »

Face à un tel phénomène, on est tenté de parler de mode. Sans aucun doute, la philo est à la mode. On peut faire le procès de ce succès populaire[21], à condition de ne pas mettre dans le même sac les vulgarisateurs qui encouragent l'étonnement et ceux qui engourdissent l'esprit critique. Mais on peut aussi y voir l'expression diffuse du besoin de sens qui anime les individus d'une société désenchantée. Dans ce cas, il est indispensable de se montrer lucide sur les périls.

Un besoin de sens non éclairé prête le flanc à tous les marchands de sens. Comme la philo accessible est en train d'effacer la ligne de démarcation entre le grand philosophe, le loyal passeur, l'habile rhéteur et le médiocre vendeur de soupe, il faut avoir beaucoup de bon sens et d'intuition pour s'orienter dans ce brouillard. Le rôle du philosophe qui sert d'interface entre le public et la culture philosophique – que ce médiateur soit enseignant, chercheur, consultant, journaliste ou autre chose – est d'éveiller et de développer en l'autre la faculté de discernement.

Tout compte fait, l'engouement pour la philo nous oblige à répondre de nouveau et autrement à la question du XVIIIe siècle « qu'est-ce que les Lumières ? » Il s'agissait alors de sortir de la tutelle d'un maître arbitraire en osant penser par soi-même. L'enjeu était fondamentalement politique, puisque du libre exercice de la pensée dépendait la défaite du despote et l'avènement d'un régime protégeant, par ses lois, les libertés. Poussé à sa limite extrême, le principe de l'autonomie individuelle portait atteinte à toute forme d'autorité, rompant le lien qui reliait l'individu à une culture nourricière venant du fond du passé humain.

Les nouveaux liens, qui sont au présent et virtuels, apportent des aliments que nous ne savons pas encore assimiler. Entre les liens défaits par des Lumières qui ont cessé de nous éclairer et des liens qui se font dans une immédiateté éblouissante, nous sommes suspendus dans le vide provisoire des périodes de transition. Nos « lumières » ont actuellement besoin de la perspective que seule la relation avec la réelle grandeur peut donner. Cette grandeur est, pour l'instant, au passé. La référence aux maillons brillants de l'histoire de l'humanité est le réservoir de notre futur.

Nouvelles pratiques philosophiques et consultation

L'ouverture d'une nouvelle rubrique pour l'exercice de la philo

L'appellation « nouvelles pratiques philosophiques » recouvre l'ensemble des expériences pour utiliser la philosophie en dehors du cadre de l'enseignement et de la recherche. Ces pratiques ont toutes en commun d'utiliser le dialogue comme moyen de communication et de se référer, explicitement ou non et d'une manière ou d'une autre, à Socrate. Par ailleurs, ces pratiques diffèrent sur plusieurs points.

Elles sont différentes par le rapport de celui qui l'exerce à la formation philosophique – titulaire de diplômes de philosophie, autodidacte, professionnel, amateur. Elles diffèrent par le public auquel elles s'adressent – enfants, adultes, personnes âgées, particuliers, professionnels. Elles diffèrent par le rapport du praticien à la rémunération – bénévole, salarié d'association, travailleur indépendant, cumul avec la fonction de l'enseignant. Elles sont différentes par le rapport du praticien à la question de la méthode – auteur ou adepte d'une technique pédagogique en pratiquant ce que l'auteur de *La méthode* appelle l'*a-méthode* – le libre exercice de la pensée qui respecte les articulations de la complexité du réel et d'autrui.

Le regroupement de ces pratiques différentes et souvent divergentes sous une appellation commune a le mérite de rendre visible un mouvement qui veut *rendre la philosophie populaire*, pour reprendre l'expression de Diderot[22]. Le regroupement sous ce vocable, officialisé par l'organisation de colloques portant ce nom dans le cadre de l'UNESCO[23], a le défaut d'attirer l'attention plutôt sur la nouveauté d'un phénomène polymorphe que sur la nécessité de penser ce qui est en jeu. Souvent, la défense de telle ou telle technique prend le pas sur l'exigence de penser constitutive de la démarche philosophique. Souvent, la mise en avant de certains praticiens l'emporte sur une réflexion commune sur les expériences elles-mêmes.

L'endroit et l'envers

Si le regroupement permet de distinguer la pratique de la philosophie de la pratique de la psychologie ou du développement personnel, il n'élucide pas le concept de « pratique de la philosophie ». Ce défaut d'élucidation conduit déjà la philosophie exercée hors des institutions de l'enseignement et de la recherche à suivre un sort semblable à celui de la psychologie à coloration psychanalytique. Sortie des études cliniques des psychanalystes et de leurs divans pour se répandre dans les revues et les formations de développement personnel, la psychologie banalisée s'est mise à dire n'importe quoi sur Freud et sur les relations humaines.

La vulgarisation philosophique souffre déjà d'au moins deux symptômes. Le premier est celui de la sous-culture qui advient dès qu'on fait dire n'importe quoi aux philosophes, tantôt en les schématisant sans finesse et tantôt en les morcelant en citations éparses[24]. Le deuxième symptôme dont souffre la philosophie vulgarisée est l'expansion de dialogues qui n'ont de philosophique que le nom. Je pense notamment aux échanges sous forme de café philo, destinés plutôt à réunir en divertissant qu'à réfléchir en confrontant.

La consultation philosophique peut répondre à l'appellation « nouvelle pratique philosophique » à la condition de faire certaines précisions. C'est une « pratique » en ce sens qu'elle n'enseigne pas une théorie ni ne théorise une expérience. C'est une pratique « nouvelle » dans la mesure où il s'agit d'une démarche payante et non d'un entretien gratuit. Elle est nouvelle aussi parce que le consultant philosophe n'est ni Aristote, ni Épictète, ni Sénèque, ni Descartes, ni Leibniz, ni Bergson[25], mais un modeste admirateur et médiateur des grands. Mais, plus radicalement, la consultation philosophique s'inscrit dans la visée pratique, voire praxique, de toute philosophie qui est de nous apprendre à vivre et à mourir[26]. En cela, elle renoue avec les origines grecques de la philosophie.

Ce rapport à la pratique des origines en atténue la nouveauté. La consultation philosophique n'invente pas l'entretien, mais le situe à une autre place. L'entretien s'engageait en fonction de la vision du monde créée par le philosophe. Sénèque conseille Lucilius à partir de son stoïcisme, Descartes échange avec la reine Elizabeth en s'inspirant de sa propre philosophie de la raison et des passions. Le consultant philosophe, quant à lui, n'aborde pas l'autre à travers une conception particulière du monde mais à travers un spectre très large de représentations issues de la culture philosophique.

---

1. Cf. Horkheimer et Adorno, *La dialectique de la raison.*
2. Cf. Jaspers, Arendt, Jonas, Habermas.
3. Cf. entre autres *L'éthique protestante et l'origine du capitalisme.*
4. *La crise de l'humanité européenne et la philosophie.*
5. *Éloge de la philosophie*, p. 41-42.
6. *Internationale Gesellschaft für Philosophische Praxis* (AGPP).
7. Dès sa naissance, la consultation philosophique a généré la polémique entre ceux qui, comme Achenbach, la distinguent de la psychothérapie et ceux qui prétendent qu'elle est une nouvelle forme de thérapie de l'âme.

8. Cf. l'ensemble des articles publiés in *Philosophische Praxis,* 1984.
9. Cf. Neri Pollastri, *La consulenza filosofica : breve storia di una disciplina atipica,* 2001.
10. Au Café des Phares, à Paris, place de la Bastille : après la mort précoce de son fondateur, ce café, qui a initié la tradition des cafés philo en France, continue de fonctionner. Cf. *Un café pour Socrate* de Marc Sautet.
11. Ce café fut appelé, par les journalistes du cru, le « *Stammtisch* des philosophes », et a réuni, de 1993 à 1998, de trente à cinquante personnes, chaque lundi, de 18 h à 20 h, à la Taverne de la Victoire.
12. Pour avoir l'expérience à la fois du café philo et de la consultation, je peux dire qu'il n'y a pas de commune mesure entre l'un et l'autre. Le café philo est un échange entre personnes qui n'ont pas de but autre que de converser et qui, de ce fait, part dans tous les sens. La consultation est un dialogue avec la finalité déterminée d'éclairer une situation en voyant clair en soi-même.
13. Le seul qui ait suivi la voie ouverte par Marc Sautet en France est le canadien Oscar Brenifier. Celui-ci promeut une technique de dialogue qui porte son nom et écrit des livres pour enfants à réel succès et traduits dans plusieurs langues.
14. Je ne sais combien de fois j'ai été accusée de « me salir les mains » en exerçant une profession libérale et en allant aussi en entreprise. Lors de la présentation de la table ronde de la consultation philosophique, au colloque sur les nouvelles pratiques philosophiques de l'UNESCO en 2006, l'animateur de la table ronde nous a frontalement accusés d'être complices du néolibéralisme.
15. On peut trouver ses articles sur la consultation philosophique sur son site Internet.
16. C'est le cas aux États-Unis et au Canada.
17. Cf. le petit guide pratico-théorique de l'annexe p. 311 et le livre de Lou Marinoff, *Plus de Platon, moins de Prozac !*
18. André Comte-Sponville est l'un des premiers à avoir introduit en France la conférence et le séminaire philosophiques en entreprise, et cela parallèlement à ses ouvrages de vulgarisation qui sont en général

d'un très bon niveau. Sa séparation pascalienne de la réalité en « ordres » – ordre économique, ordre éthique, ordre politique, etc. – exprime clairement son refus de s'impliquer.
19. *Philosophie Magazine*, dont le premier numéro date d'avril 2006, produit de cette vague de vulgarisation, recense ces diverses manifestations au fur et à mesure. Mais il suffit d'aller sur Google pour voir apparaître les multiples lieux et visages de la vulgarisation philosophique.
20. La philosophie accessible soigne tout particulièrement ce nouveau public que sont les enfants auxquels elle adresse des livres illustrés et pour lesquels elle confectionne dessins animés et dialogues autour de goûters.
21. Guillaume Pigeard de Gurbert, *Contre la philosophie*.
22. Cf. l'article de Catherine Halpern dans la *Revue des Sciences Humaines*, n° 207, août-septembre 2009, « La philosophie hors les murs », p. 20-25.
23. L'initiative et l'organisation de ces colloques reviennent à l'association Philolab, créée en 2006 par Claire de Chessé et Claude Bianchi.
24. Malheureusement, même Michel Onfray, qui a écrit des ouvrages intéressants et élégants de vulgarisation, dit lui-même n'importe quoi de Freud, qui a révolutionné le monde des idées. Cf. *Le crépuscule d'une idole*, Grasset, 2010.
25. Ces créateurs de philosophie étaient consultés pour éclairer le cheminement existentiel et/ou politique de certains de leurs contemporains influents.
26. Jaspers, *Philosophie*, p. 253.

III. Le philosophe éclaireur : Karl Jaspers

En définissant la philosophie comme *éclairement de l'existence*, Jaspers définit la philosophie comme l'articulation vivante et permanente de deux réalités : la pensée et l'existence. La pensée transforme la vie en existence pendant que l'existence confère à la pensée un contenu radicalement concret. La vie transformée en existence n'est jamais que la vie d'un individu, puisque personne ne peut vivre la vie d'un autre. La pensée irriguée à la vie d'un individu est toujours une pensée personnelle, puisque personne ne peut penser à la place d'un autre. Indissociablement inaliénables et personnelles, la pensée et l'existence ne sont que dans la relation avec les autres. L'homme n'est homme que parmi d'autres hommes.

Philosopher, c'est utiliser notre pouvoir de conceptualiser, non pas pour élaborer une connaissance en général, non pas pour spéculer, mais pour apprendre de notre vie et pour apprendre à vivre. Philosopher, c'est confronter les idées par lesquelles nous cherchons à comprendre notre existence aux idées par lesquelles d'autres que nous cherchent à se comprendre. La philosophie est, à sa source, une expérience intersubjective. Chacun cherche la vérité sur lui-même en la confrontant avec la vérité de l'autre. Cette vérité n'est pas une abstraction, une connaissance générale, mais un viatique, un aliment qui permet de continuer à marcher.

La pratique de la consultation philosophique vise l'éclairement de l'existence à travers une communication qui mobilise autant la pensée conceptualisante que l'expérience vécue. Pour que la consultation philosophique ait véritablement lieu, il est nécessaire que la pensée des interlocuteurs y déploie ses deux volets. Ce que dit Jaspers m'aide à comprendre ce que je fais et ce que je vis « car la pensée qui éclaire l'existence a deux côtés, dont l'un (ce qui n'est que général), pris isolément, est sans vérité et dont l'autre (l'existence privée de parole), pris isolément, est impossible ; en tant que tout, ils se rejoignent avec bonheur dans une expression qu'aucune méthode ne permet de produire. Certes, cette pensée reste méthodique dans la mesure où il faut en contrôler la vérité, et où elle peut être exposée de façon cohérente, mais les formulations qui la portent sont comme les saisies unificatrices d'une existence qui cherche la communication. C'est une pensée *où battent pour ainsi dire deux ailes*, et qui ne réussit que si les deux battent bien en même temps : l'existence et la pensée en termes généraux. Si l'une ou l'autre vient à défaillir, la pensée qui prenait son essor s'écrase au sol. Dans la réflexion philosophique dont elles sont les deux ailes, *la généralité et l'être-moi se rencontrent* »[1].

L'éclairement de l'existence
L'origine de la philosophie

Si la *naissance* historique de la philosophie a lieu en Grèce, au tournant du VIe et du Ve siècle avant J. -C., son *origine* – la source dont jaillit constamment l'impulsion de philosopher – coïncide avec l'*éveil* de l'esprit à lui-même. L'éveil de l'esprit concerne conjointement le monde extérieur et l'intériorité de soi. L'esprit s'éveille au monde extérieur par l'*étonnement*. Ce qui, jusqu'alors, allait de soi cesse d'être évident. Le ciel, les étoiles, les saisons, le travail, la pensée, les dieux, l'amour sortent de la routine pour devenir des problèmes. Éveillé, l'esprit questionne ce qui l'entoure pour le comprendre. « Philosopher, c'est s'éveiller en échappant aux liens de la nécessité vitale. »[2]

La capacité d'échapper aux chaînes de la nécessité, de se situer hors de la vie sans pour autant pouvoir en sortir, coïncide avec la liberté. L'individu dont l'esprit s'éveille se saisit comme *existence*. L'existence apparaît à ma conscience comme l'*origine* à partir de laquelle je pense, j'agis et je parle, mais qui échappe à ma connaissance comme d'ailleurs à toute connaissance. L'existence est ce qui *transcende* les conditions physiques de ma vie, une réalité qui ne se ferme jamais sur elle-même, une possibilité qui se dérobe à toute conceptualisation. L'existence, c'est mon être unique, ouvert sur les autres, n'étant que par les autres, s'actualisant à travers mes choix, mes pensées, mes actes et mes paroles[3].

La conscience qui s'éveille au monde et à elle-même est la *conscience existentielle*. Éveillée, cette conscience se questionne sur elle-même et questionne son rapport à ce qui l'entoure, lui arrive et la traverse en communiquant avec les consciences qui, comme elle, vivent de l'inquiétude de leurs propres interrogations. La philosophie jaillit de la conscience existentielle, elle puise en elle est son origine et son contenu. « C'est quand on ne renonce pas à approfondir l'existence, même si la connaissance y est impossible, qu'il s'agit vraiment de philosophie. »[4]

La philosophie vient donc de l'existence et porte sur elle, non pas de l'extérieur, mais de l'intérieur de l'individu qui pense, agit et communique avec les autres. Originée dans l'existence et orientée par elle sur elle, la philosophie puise son énergie dans la certitude d'être. La philosophie est *éclairement de l'existence*. La philosophie coïncide avec l'activité de la *raison* qui cherche à éclairer l'existence sur les possibilités de sa propre liberté et qui la pousse à actualiser les potentialités qui grouillent en elle. « La philosophie est la réflexion par laquelle l'homme s'assure de ce qu'il est et de ce qu'il veut, saisit le sens de son être et, à partir de cette origine, parvient à soi-même. »[5]

Si une théorie philosophique confère à cet éclairement une forme objective, elle ne puise pas moins sa source dans la conscience existentielle de son auteur en quête de sa propre vérité et en désir de la réalisation de soi-même. Le fonds de toute grande philosophie est existentiel. Commun au philosophe théoricien et au philosophe empirique[6] – à celui qui élabore une vision du monde et à celui qui vit en philosophe ; ce fonds existentiel exprime l'égalité des hommes par rapport à la philosophie. « L'être du philosophe, c'est la volonté de devenir soi-même. »[7]

Philosopher c'est, en somme, être sur le chemin de sa propre vérité. « Plus je suis moi-même, plus je suis résolument lié à mon origine et à mon chemin. »[8] La vérité existentielle répond à l'injonction exprimée par Goethe : « Deviens qui tu es ! » en rappelant à chacun d'entre nous qu'il ne peut devenir sans les autres. Comme dit Nietzsche : « La vérité commence à deux ! »[9]

Par son origine et par sa destination, la philosophie est *philosophie de l'existence*.

L'essence du langage et la philosophie

L'homme est le seul vivant doté d'un langage qui lui permet de s'arracher à l'immédiateté. Cet arrachement se réalise dans la communication et se traduit par la recherche de la vérité. Que nous cherchions l'utile, la connaissance ou le sens, nous visons la vérité. Que nous établissions des vérités pragmatiques, relatives à notre vie empirique, des vérités scientifiques, offrant des connaissances générales sur la nature, ou des vérités philosophiques, nous le faisons par le langage verbal et en communiquant les uns avec les autres.

Le langage des mots, coextensif à la communication interindividuelle, est la condition universelle de l'homme. Il est ce à travers quoi se dévoile l'*être* en ses multiples significations. « Être » est le terme que les philosophes emploient depuis Parménide pour désigner ce qui fonde et englobe l'ensemble de la réalité que l'homme, être doté de *logos*, cherche à saisir. Apanage exclusif de l'homme, le langage des mots, condition de la communication, coïncide avec la situation exceptionnelle de l'être humain parmi les vivants. L'homme est le seul vivant à être, par son être même, en lien avec l'être[10].

L'essence du langage humain est de recéler le mystère de l'être en réalisant la communication entre les hommes. Cette essence, qui est aussi insaisissable que l'être, emprunte le chemin des diverses langues. Celles-ci sont des productions humaines situées dans l'espace et dans le temps. Leur terminologie et leurs règles d'organisation respectives relèvent de l'arbitraire de la convention. Réalité historique, une langue évolue à travers les âges en ramassant sur sa route l'histoire de la culture qui en est le berceau. Au demeurant,

Le philosophe éclaireur : Karl Jaspers

parce qu'elle puise son *origine* dans sa relation à l'être, toute langue transcende tout ce que la linguistique peut en dire.

Cette transcendance s'exprime par la double fonction des mots qui composent une langue. Les mots fonctionnent tantôt comme signes conventionnels tantôt comme signes de l'être. Dans la recherche des vérités pragmatiques, générales et scientifiques, les mots fonctionnent comme des signes désignant les réalités à traiter ou à connaître. Dans la recherche des vérités philosophiques, qui prennent source dans la conscience existentielle, les mots fonctionnent comme des signes de l'être. Chaque langue cache ainsi en elle un double trésor. D'une part, la richesse de toute une culture se trouve condensée dans la racine de ses mots[11]. D'autre part, pour la conscience existentielle qui cherche sa vérité à travers la communication, les mots sont des *chiffres*, c'est-à-dire des clés qui donnent accès à l'être.

Dans la communication qui vise à éclairer l'existence, les mots fonctionnent comme des indices permettant à l'individu de trouver le chemin qui le mène à lui-même. Le recours à l'étymologie et l'attention au sens des mots utilisés pour décrire la situation que l'on souhaite comprendre servent souvent d'indices existentiels. Si philosopher, c'est éclairer l'existence, philosopher relie les individus qui communiquent à l'essence même du langage.

Pour un être qui parle, tout est langage. Lorsqu'un individu se met sur le chemin de sa propre vie, il voit en la réalité quotidienne le terreau de son expérience personnelle. La conscience existentielle transforme l'expérience banale en une *expérience métaphysique*, au sens que sa racine grecque donne à ce mot. L'individu transcende le physique, va au-delà de celui-ci et y saisit ce qui, du fond du réel, s'adresse à lui pour l'éclairer.

Cet au-delà n'est pas hors de ce monde, il n'a rien de surnaturel. Il est la réalité physique traversée par la conscience existentielle, il est le sens qui se donne à une conscience singulière à travers la réalité empiriquement vécue. L'individu qui voit dans les événements de sa vie le langage de l'être et les déchiffre en tant que tels fait l'expérience d'une *transcendance immanente*[12].

Philosopher, c'est transcender l'usage courant et l'usage scientifique du langage verbal en communiquant, à travers lui, sur l'existence. Philosopher, c'est aussi transformer le vécu banal en une relation avec le mystère insondable du réel. En tant qu'il cherche à éclairer l'existence, un philosophe élabore une théorie pour rendre compte, à sa façon, des ouvertures sur l'être qu'offre aux hommes le questionnement sur le sens de leur existence. Une théorie philosophique est un langage verbal qui cherche à exprimer ce qui excède de toutes parts le langage des mots.

Le langage de la philosophie, en tant que recherche méthodique de l'éclairement de l'existence, coïncide avec « la pensée [qui] se concentre sur ce langage même et le traverse en direction de son origine. »[13]

Raison et existence

L'existence est éclairée par la *raison*. Celle-ci est différente de l'*entendement*. L'entendement est l'instance en nous qui invente des outils pour connaître le monde et pour le maîtriser et qui, de ce fait, traite les réalités comme des objets et utilise les concepts comme autant de moyens pour obtenir une connaissance objective et générale. La communication qui vise un but utilitaire ou une connaissance exacte sollicite les individus en tant que conscience en général, c'est-à-dire en tant que sujets dotés d'entendement. La science, la technique et la technicité sont les produits de l'entendement[14].

L'entendement ne comprend rien à l'existence, car celle-ci n'est ni un objet ni un concept. En revanche, la raison est la seule instance en nous capable d'« écouter l'existence ». La raison est, en nous, « la force impulsive qui progresse sans limites, nous portant à désirer la clarté illimitée » et à actualiser notre liberté en réalisant nos possibles. La raison est, en nous, cette « inquiétude qui ne permet pas qu'on s'en tienne à quelque chose mais qui nous pousse sans cesse en avant ». Elle est notre ouverture à l'être, qui, incluant l'être des autres, nous pousse à communiquer avec les autres, non pas de façon générale et impersonnelle, mais en tant qu'existences[15], par essence singulières. « Chacun de nous est absolument irremplaçable. »[16]

La raison sait que l'existence n'est ni un *objet* ni un *concept*, mais « l'origine à partir de laquelle je pense et j'agis, de laquelle je parle à travers des raisonnements qui n'apportent aucune connaissance, ce qui se rapporte à soi-même et, ce faisant, à sa transcendance »[17]. Ce savoir est une intuition que la raison a parce qu'elle est connaturelle à l'existence. En effet, l'existence est ce qui, en moi, transcende ma vie biologique, et la raison est la pensée qui, originée dans l'existence, porte celle-ci au plus loin des possibles de sa propre liberté. L'existence cherche à se comprendre, non par une connaissance générale, mais en devenant elle-même. La raison éclaire ce devenir en portant les existences qui se cherchent à communiquer entre elles[18].

Impulsion qui, refusant l'abstraction, renvoie chaque existence à son contenu, la raison est en même temps puissance qui se rappelle, rassemble et relie. Elle rappelle à l'homme le chemin qu'il a parcouru, individuellement et aussi tout au long de l'histoire humaine. Elle rassemble les individus au moyen de la communication qu'institue leur parole et de la tradition tissée par la transmission. La raison relie les différents domaines de l'expérience, cherchant l'unité de l'individu à travers la diversité de ses expressions. Elle relie les différents domaines du savoir, en montrant à chacun d'entre eux leurs limites et en les projetant sur l'horizon de sens qui transcende leurs spécialités.

Sans l'existence, la raison est creuse, elle tombe dans la pensée abstraite, l'intellectualisme stérile, les affirmations arbitraires. Sans la raison, l'existence s'enlise dans l'expérience vécue, l'impulsivité irréfléchie et l'arbitraire. Une raison qui ne reçoit pas son contenu de l'existence finit par ignorer l'individu de chair et de sang. Une existence non éclairée par la raison finit par sombrer dans la violence aveugle[19]. Dans les deux cas, nous chutons dans l'absence de pensée et la négation de la liberté.

Si philosopher consiste à éclairer l'existence, la philosophie croit inconditionnellement en la raison qui, seule, peut réaliser cet éclairement. « C'est la foi en la raison qui est la foi philosophique. »[20]

L'existence en situations
La situation fondamentale de l'homme
Si exister c'est être en situation, cette condition commune à tous se profile sur le fond d'une situation fondamentale qui comporte plusieurs volets. L'éclairement de l'existence ouvre ses volets et laisse passer la lumière.

« La situation fondamentale de l'homme est que nous nous trouvons dans le monde sans savoir d'où nous venons et où nous allons. »[21] Cette situation commune et irréductible est à la source de notre inquiétude viscérale. La foi religieuse la plus ardente ne protège ni du doute ni de l'angoisse[22]. Kierkegaard inscrit sa foi chrétienne dans une perspective d'*angoisse* irrésorbable[23]. La théorie philosophique la plus dogmatique dans ses affirmations a puisé son inspiration dans le questionnement inquiet de son auteur[24].

La communauté de notre situation d'ignorance face à notre présence dans l'univers fonde également un besoin viscéral de l'autre qui dépasse nos besoins empiriques, nos visées utilitaires et notre curiosité purement intellectuelle. Ce besoin viscéral d'autrui est à l'origine de deux types de communication, la *communication spirituelle* (ou *communication des esprits*) et la *communication existentielle.*

Dans la communication spirituelle, des individus échangent sur le lien de l'homme avec l'être et la vérité. Cette communication suppose la décision de chacun de renoncer à toute lutte pour la survie ou pour la puissance[25], « de sortir de son moi isolé pour se rendre disponible à autrui » et chercher avec lui à approfondir l'existence[26]. L'échange a lieu ici « d'esprit à esprit ». L'esprit est, chez l'homme, « la fonction révélatrice où s'actualise l'existence »[27]. La communication spirituelle est par essence philosophique. En échangeant avec les autres en tant qu'esprit, chacun fait l'expérience de sa dimension spirituelle. Et quelques-uns poursuivent cette expérience en faisant œuvre.

La communication spirituelle dévoile le deuxième volet de notre situation fondamentale. « La situation de l'homme véritable est sa situation spirituelle. »[28] L'homme n'est homme qu'à condition de s'éveiller à lui-même en tant qu'esprit. Cet éveil inspire le désir d'établir, avec un autre ou avec quelques autres, une relation « d'existence à existence »[29] dans laquelle « une liberté s'adresse à une autre liberté »[30]. L'activité philosophique devient ici une pratique dans laquelle chacun apprend à vivre et à mourir. La philosophie trouve son accomplissement dans cet apprentissage. Car « une pensée qui n'a pas encore joué son rôle dans la vie n'est pas une pensée authentique »[31].

La communication existentielle exprime le troisième volet de la situation fondamentale de l'homme. Nous sommes une pluralité d'êtres uniques : « La pluralité existentielle est originelle »[32]. Cette donnée est à la fois à la source de la difficulté d'être ensemble et de la chance de ne pas être seul. Parce que nous sommes différents, avec des opinions divergentes et des volontés contraires, nos rencontres avec les individus ont lieu sur fond de *combat* et sont ouvertes à l'*imprévu* des libertés. Mais, parce que nous sommes sans cesse confrontés à d'autres, exposés aux difficultés de l'existence et éprouvés par elles, nous pouvons compter sur quelques autres, non pas pour échapper à notre solitude fondamentale, mais pour pouvoir la porter.

Toujours *en situation* sur fond de situation fondamentale, vivant chacun des situations particulières, nous avons cependant en commun certaines situations qui sont données avec la vie elle-même. Ces situations inévitables rejoignent le fait d'être une pluralité d'êtres vivants dotés d'esprit qui se trouvent dans le monde sans savoir d'où ils viennent et où ils vont.

Les situations-limites

Une *situation* est une réalité concrète, à la fois physique et psychique, qui signifie pour ma vie un avantage ou un dommage. Une situation résulte donc d'un entrecroisement de facteurs vécus par un sujet conscient. Les situations peuvent être données ou choisies, selon que nous nous trouvons embarqués en elles ou que nous prenons l'initiative de les créer.

Qu'elles soient, au départ, données ou initiées, les situations persistent en se modifiant et ne durent pas indéfiniment. Toute situation est provisoire, nous passons constamment d'une situation à une autre. Le caractère changeant de toute situation interpelle notre liberté, qui consiste en notre aptitude à imprimer notre orientation sur le cours des choses. Le caractère provisoire de toute situation nous rappelle que nous avons toujours la possibilité de transformer, à partir de nous, une situation imposée. Si je ne peux abolir une situation, je peux agir sur elle. Chercher à comprendre la situation dans laquelle je me trouve pris constitue mon premier acte de liberté. Comprendre une situation, c'est poser les prémisses de sa modification.

Parmi les situations dont nous faisons l'expérience le long de notre vie, il en est que tous les êtres humains rencontrent. Il n'y a pas de vie humaine sans souffrances, échecs, combats, fautes, hasards, confrontations avec la mort. Ces situations incontournables sont des *situations-limites*. Leur point commun, c'est d'être opaques à notre regard, de constituer un mur contre lequel nous nous heurtons. Ces situations imposent, dans un premier temps, des limites à notre compréhension et à notre action. Nous y sommes comme en prison.

Le déni, le désespoir ou encore l'effort d'élaborer plans et calculs pour les vaincre sont les réactions de notre *conscience empirique*, incapable de voir autre chose que ce qu'elle perçoit. Ces réactions renforcent les murs de la prison. Mais, dès lors que nous envisageons la situation pénible à travers notre *conscience existentielle*, les limites se transforment en frontières. Notre liberté y saisit un champ où elle peut s'exercer, actualisant nos possibles et nous portant à mûrir pour cela même.

La transformation de la limite/mur en limite/frontière a lieu par étapes discontinues. Le passage d'une étape à l'autre se fait par un *bond*. D'abord, dans une *solitude absolue*, je prends conscience de ce qui m'arrive. Puis, sautant d'un cran à un autre, je me rends compte que la situation dans laquelle je suis, parce qu'elle atteint *l'essence de mon être*, m'offre la possibilité d'en découvrir les possibilités jusque-là inexplorées. Me voici dans la phase de l'*éclairement* de mon existence. Me voici philosophiquement en chemin. Je réalise que ce que je ne peux maîtriser ni par mes plans ni par mon savoir, je peux le saisir *existentiellement*.

Dès lors, je m'empare de la situation pour me réaliser moi-même. À partir de là se produit le troisième bond. Mes possibilités se réalisent, la situation contrainte devient *ma* situation, j'en deviens moi-même *l'origine*, avec *mon propre commencement*. Cela veut dire que, grâce à cette situation, je franchis un seuil qui me met sur le chemin de la *vérité* de mon existence, « je nais pour moi et de moi ».

Dans les situations-limites, « l'existence est appelée à décider de sa destination ». En répondant à l'appel, l'individu découvre que le réel est infini alors que la situation factuelle est bornée. Ainsi, au travers des situations-limites, l'individu est appelé à la philosophie. S'il répond à l'appel, il passe de l'*éveil* de l'esprit à la *réflexion philosophique* et de celle-ci à *la vie philosophique*[33].

La philosophie de l'existence commence avec l'expérience de l'existence, se poursuit à travers son éclairement et s'accomplit dans une vie qui exerce pleinement sa liberté en assumant la difficulté de vivre.

Situations-limites fondamentales

Toutes les situations-limites se profilent sur le fond de la *situation-limite initiale* de notre naissance. Nous ne choisissons pas de naître et nous sommes déterminés par notre *provenance*. Si celle-ci ne nous enchaîne pas dans un déterminisme irrévocable, elle nous conditionne dans la mesure où elle nous offre certaines possibilités objectives en nous en refusant d'autres. La difficulté est ici de transformer une détermination historique réelle en une *indétermination* existentielle. Cette transformation a lieu à partir du moment où je l'assume comme étant la mienne. Assumer ne signifie pas me résigner, mais comprendre la contingence de ce qui me détermine. Comprendre la contingence, c'est endosser la situation paradoxale d'avoir à choisir le sens de ce que je n'ai pas créé[34].

Notre vie s'achève avec la situation-limite finale de notre mort et se trouve bouleversée par la mort de ceux que nous aimons.

La consultation philosophique

Contre la fin de la vie, nous ne pouvons rien. Mais nous pouvons transformer la nécessité de notre mort et la mort de nos proches en occasion pour mûrir. La transformation de la mort en expérience suppose que nous cessions d'ériger la vie en absolu. S'ouvre alors le chemin de l'existence, vécue comme un infini. L'attitude philosophique face à la mort consiste à repousser toutes les représentations consolantes, à avoir « le courage de mourir vraiment, sans illusions »[35].

De ma naissance à ma mort, les circonstances de ma vie se présentent sous le double visage du *hasard* et de la *nécessité*. Les rencontres qui jouent un rôle décisif dans ma vie personnelle et professionnelle, les imprévus qui me tombent dessus et me font dévier de la route que je m'étais tracée sont des faits dont je ne peux expliquer la provenance. Cette impuissance me porte à attribuer ce qui m'arrive soit à la fortune, appelée chance ou malchance, soit à une nécessité, appelée déterminisme ou fatalité. Dans les deux cas, je sépare les situations de moi en affirmant qu'elles ne dépendent pas de moi. Transformer les hasards ou les nécessités en destin personnel, c'est abolir la scission entre le dehors et le dedans en m'appropriant ce qui advient[36].

Entre ma naissance et ma mort, je suis sujet à la *souffrance* qui, maladie, infirmité ou vieillesse, est diminution de la vie. La souffrance nous échoit sans nous donner d'autre choix que celui de la supporter. Transformer la situation-limite de la souffrance en passage, c'est oser être heureux dans la souffrance et malgré elle. Ce bonheur n'est certes pas le bien-être mais la satisfaction de rester moi-même, voire de me réaliser moi-même dans ce qui nie la vie[37].

Tout au long de ma vie, je suis exposé à la *violence*, aussi bien celle des autres que celle que je m'inflige à moi-même. Si je lutte pour dominer les autres, je m'impose une vie asservie à cette domination. Si je lutte pour la maîtrise de moi-même, je me soumets à une impitoyable discipline. Pour sortir de la *lutte* pour le pouvoir, je dois transformer celle-ci en *combat* pour l'existence dans la communication avec les autres. Dès lors qu'il y a communication, la violence cesse[38].

À divers moments de ma vie, je suis dans la *culpabilité*, qu'il s'agisse d'une faute réellement commise ou du sentiment d'avoir mal agi. La faute perpétrée et le sentiment de la faute me pétrifient, me figeant dans ce que j'ai commis ou dans ce que je regrette. Pour transformer la prison de la culpabilité en chemin, je dois convertir ma tension en responsabilité en consentant à assumer ma nature faillible[39].

Ces situations-limites fondamentales se profilent toutes sur fond d'*échec*. La finitude inhérente à la vie rend tout ce que nous entreprenons éphémère et inachevé. L'amour le plus sincère, la communication la plus authentique, la vie philosophique la plus intense, le combat le plus vaillant butent sur la limite, celle-ci indépassable, de leur imperfection. L'échec signifie que « rien ne s'actualise jamais tout à fait ». Mais l'impossibilité même d'une actualisation intégrale devrait être vécue comme la situation-limite à travers laquelle l'homme fait l'expérience de l'être[40].

Vivre philosophiquement, c'est exister à travers les situations qui nous signifient notre finitude, ouverte sur un réel qui reste toujours infini.

La communication philosophique
La communication existentielle rationnelle
La communication existentielle puise son *origine* dans une réalité et la prise de conscience de cette réalité : « Je ne suis moi-même que par un autre, toujours irremplaçable. »[41] Être soi-même, c'est transcender son vivre empirique pour se réaliser en tant qu'individualité absolument singulière. Pour y parvenir, la rencontre avec des individus disponibles pour accueillir la différence et prêts à risquer d'exposer la leur est incontournable. Communiquer existentiellement, ce n'est donc pas mettre en commun mais *être en commun*[42]. Communiquer existentiellement, ce n'est pas viser une vérité ou des vérités, mais chercher *le chemin de sa vérité*[43].

La communication existentielle commence avec la prise de conscience de l'insuffisance des autres types de communication. La communication empirique est déterminée par la *nécessité* : répondre aux besoins, réels ou artificiels, de la vie matérielle. La communication intellectuelle est déterminée par l'*intérêt* de connaître objectivement la réalité environnante. Menée par la curiosité désintéressée de chacun et la recherche d'une validité contraignante, la communication intellectuelle met en relation des *consciences en général* et non des individus[44]. L'insuffisance de ces deux genres de communication, pourtant indispensables, est dans leur incapacité d'éclairer l'individu sur l'existence, qui est son rapport à son être, à l'être des autres et à l'être qui englobe tout.

La conscience de cette incapacité génère l'éveil de la conscience existentielle et la *volonté* de chercher, avec quelques autres, une *signification essentielle* qui dépasse tout ce qu'on peut saisir et connaître dans le monde. L'individu qui s'engage dans la communication existentielle prend la « décision [de] soutenir un échange illimité de questions et de réponses ». Soutenir signifie ici supporter la question perturbante, risquer la réponse exposante, ne pas oublier la question qui ne trouve pas réponse sur-le-champ.

Soutenir signifie également maintenir le cap entre « le balbutiement d'un langage sans concepts »[45] et « le jeu vide de l'intellectualisme dissolvant »[46]. L'éclairement n'est possible qu'à la condition de conceptualiser sans intellectualiser. Ce travail ne peut être mené que par la raison, seule instance apte à mener librement, avec une exigence de clarté illimitée, la lutte pour l'essentiel, c'est-à-dire pour le *contenu de l'existence*. La communication authentique est conjointement « existentielle et rationnelle »[47].

Étrangère à tout souci de conformité à un langage politiquement correct ou à une terminologie hermétique, à toute ambition de convaincre, à toute visée de résultats, la communication existentielle rationnelle met en œuvre la *lucidité réciproque* afin de combattre toute illusion. La communication existentielle puise son courage dans l'*amour combattant* qui, justement, veut la vérité quoi qu'il en coûte au sentiment ou à l'intérêt[48]. Ce combat est mené aux frontières de l'échec. La rupture est l'échec toujours possible auquel la communication est exposée. La persistance d'un incommunicable constitue le noyau d'échec inclus dans toute communication[49].

Communiquer existentiellement c'est « assumer en une lutte fraternelle, quel que soit le sens de la vérité énoncée, le risque de la communication d'homme à homme »[50].

La communication des grands philosophes

La communication existentielle rationnelle est le terreau de la philosophie. Tout individu qui cherche à éclairer son existence et à actualiser sa liberté en communiquant avec les autres est philosophe, car « la philosophie s'actualise par l'accomplissement de chaque vie individuelle ». Mais la philosophie en tant que telle advient dès lors que la pensée philosophique prend forme dans des œuvres[51]. Cette mise en œuvre commence au tournant du VIe et du Ve siècle avant notre ère. Durant cette période, à des endroits très différents du monde, quelques individus se mettent à exprimer, à travers l'élaboration de leur conception personnelle du monde, un fait humain nouveau : la prise de conscience de l'homme par lui-même. Ainsi prend naissance ce que nous appelons « l'histoire de la philosophie »[52].

Composée des pensées de tous ceux qui se sont efforcés d'éclairer l'existence, l'histoire de la philosophie est jalonnée par la pensée des grands philosophes. Est grand le philosophe qui « apporte au monde une communicabilité qui avant lui n'existait pas »[53]. Abordant le lien de l'homme à l'être et à l'autre d'une façon originale, il ouvre aux hommes une voie inédite d'exploration et d'échange. Dialoguant avec ceux qui le précèdent et appelant le dialogue de ceux qui le suivent, il est « un maillon brillant de la chaîne des hommes qui se cherchent librement ». Communiquant à l'humanité tout entière l'éveil de sa propre conscience, chaque grand philosophe lance un appel à la liberté de celui qui l'aborde, l'encourageant à réaliser sa possibilité personnelle en s'engageant dans la communication avec autrui[54].

L'histoire de la philosophie nous communique une vérité à la fois *une et multiple*[55]. Cette vérité est multiple, dans la mesure où chaque philosophe propose sa vision originale du monde et nous interpelle du fond de sa singularité. Elle est une car l'origine où puise son inspiration toute philosophie est l'éveil de la conscience du philosophe à sa liberté propre. Chaque grande philosophie et l'ensemble de l'histoire de la philosophie nous assignent la responsabilité de « trouver dans son origine à elle notre origine propre »[56]. La *tradition philosophique* coïncide avec le trésor des pensées inépuisables qui nous permettent de philosopher aujourd'hui.

Si philosopher est le propre de tout homme qui s'éveille, il y a un philosopher cultivé par des lumières qui viennent du fond du passé. Cet éclairement en quelque sorte renforcé vient de la fréquentation libre, amicale, et intégralement vivante, des philosophes. Il s'agit bien de fréquentation, car il est besoin de se mettre aux côtés du philosophe pendant longtemps pour le comprendre. Il s'agit bien de liberté, car la diversité des visions du monde permet à chacun de choisir son compagnon de route. Et il s'agit bien d'amitié, car il est impossible de s'approprier la pensée d'un philosophe sans l'aimer[57].

Ce philosopher qui se nourrit de communication avec les grands philosophes se situe à deux niveaux différents. Le premier est celui d'une communication directe, qui passe par l'approche technique des textes enseignée à l'université, mais la dépasse pour en saisir le cœur. C'est à partir de ce cœur que se réalise la transmission. Le deuxième niveau est celui d'une communication indirecte. Celle-ci introduit, entre la tradition philosophique et celui qui désire s'y relier, un philosophe médiateur qui initie au *royaume éternel des grands*[58], qui nous incite à pénétrer nous-mêmes dans le *royaume des esprits*[59].

La communication de la philosophie

La communication directe avec l'histoire de la philosophie pose la question de la mission de l'enseignement et de la vocation du professeur de philosophie. La communication indirecte renvoie à la question de la vulgarisation philosophique et de la fonction de celui qui sert d'intermédiaire entre la tradition philosophique et ceux qui ne sont pas des professionnels de la philosophie.

En suivant le mouvement de la spécialisation croissante et de l'importance toujours plus grande accordée à la technique, l'enseignement universitaire de la philosophie se heurte à trois limites. Il est cantonné à la faculté de philosophie, comme si la philosophie était affaire de territoire et non pas nourriture adressée à la terre de l'homme. Cet enseignement est mené par des spécialistes qui, souvent, réduisent le contenu de leur cours au domaine de leur expertise. Enfin, cet enseignement est exclusivement théorique, alors que la philosophie est essentiellement une pratique éclairée par la raison. Ces trois limites se rejoignent en ce que la philosophie y est considérée comme une « science établie », comme une discipline que l'on peut apprendre[60].

Cette situation constitue un réel danger pour la philosophie tout en mettant en péril l'humanité. Le risque pour la philosophie est de se réduire à une entreprise académique permettant d'acquérir du prestige, confortant la société dans ses préjugés et favorisant l'influence du professeur qui veut fonder une école. Le risque pour l'humanité, c'est d'être coupée de ce qui porte les individus à actualiser leur liberté et à vouloir la liberté politique.

L'enseignement de la philosophie est incontournable, car il est la « forme de sa transmission »[61]. Comme la « philosophie est le souffle vital de l'existence »[62], « tous les métiers supposent une réflexion philosophique ». Il est donc du devoir de l'université d'y initier tous ses étudiants, quelle que soit par ailleurs leur spécialité[63]. Cette initiation comporte un triple volet : l'assimilation de la tradition philosophique, l'étude des sciences et l'exercice à la vie intérieure[64]. La mission de l'enseignement détermine la responsabilité du professeur de philosophie qui est de perpétuer la communication.

Parallèlement à l'enseignement de la philosophie et à rebours du courant de la spécialisation et de la technicisation, il est important de faire en sorte que le plus grand nombre possible d'individus aient accès à la tradition philosophique. Pour cela, celui qui s'est approprié cette tradition a la possibilité de présenter au grand public les philosophes pour qui il éprouve une réelle amitié. Le vulgarisateur est un médiateur qui présente, en somme, ses rencontres avec quelques grands philosophes. Le vulgarisateur communique sa propre communication avec les philosophes en entreprenant la communication existentielle rationnelle avec quelques proches contemporains.

La tâche est énorme. Le médiateur doit exprimer simplement une pensée complexe sans la réduire. Il doit parler d'un auteur à partir de ce qu'il a lui-même compris sans en rater la dimension universelle. Il doit servir de tremplin entre les grands et son lecteur ou auditeur sans jamais devenir lui-même la vedette. Le médiateur n'est jamais qu'un passeur qui insuffle le désir de philosopher en entraînant à *l'indépendance philosophique*. Il appartient à chacun de poursuivre lui-même le dialogue avec les grands.[65]

L'entraînement à la réflexion philosophique, réalisé conjointement à travers la communication existentielle et la communication avec la tradition, donne à l'individu les moyens de s'éduquer lui-même[66]. L'éducation des individus génère les décisions mûries et les actions dont dépend l'avenir de l'humanité.

Car « tout repose sur l'individu. Son mode de vie, ses humbles actions quotidiennes, ses grandes décisions »[67].

La mission politique de la philosophie
L'universalité de la philosophie
Contrairement à l'idée reçue, la philosophie n'est pas une invention occidentale[68]. Elle apparaît, autour de 500 avant notre ère, dans le processus spirituel qui s'est déroulé entre l'an 800 et l'an 200. La philosophie apparaît au sein de cultures aussi éloignées les unes des autres que la culture chinoise, la culture hindoue et la culture grecque. Son apparition est marquée par l'émergence de pensées, très différentes mais convergeant sur certains points essentiels : l'homme prend conscience de lui-même et de l'être dans sa totalité ; il fait l'expérience de la richesse infinie du réel et de ses propres limites ; il se pose des questions radicales ; il cherche sa libération par la réflexion[69].

Par cette prise de conscience, la condition humaine « progresse d'un bond ». Ce bond fait entrer l'humanité dans la première période *axiale* de son histoire. Cette période est axiale, car elle trace l'axe qui a porté l'humanité depuis lors jusqu'à nos jours. En effet, la conception que nous avons de l'homme – l'homme avec lequel nous vivons encore aujourd'hui – puise sa source dans cet éveil. Cette période est axiale aussi parce qu'elle interpelle depuis lors l'humanité tout entière. Les questionnements engagés transcendent les situations géographiques et historiques pour créer une communication qui elle-même transcende les âges[70].

Le fait que la philosophie soit apparue au même moment à divers endroits de notre planète témoigne de sa nature et de sa vocation universelles. Il ne s'agit pas de l'universalité de « la Vérité » qui ne peut relever que d'un discours abstrait et dogmatique. Il s'agit de l'universalité de la recherche de la vérité qui jaillit seulement d'une expérience existentielle, ouverte au doute et à l'inquiétude. Le type d'universalité caractéristique de la philosophie confère à celle-ci à la fois une dimension indiscutablement mondiale et le pouvoir exclusif de rassembler les hommes sans les asservir.

Ce pouvoir de la philosophie est, aujourd'hui plus que jamais, appelé à faire ses preuves. La découverte de l'énergie nucléaire dans le sillage des formidables progrès techno-scientifiques de l'ère industrielle place l'humanité dans un *nouvel âge prométhéen*. L'homme a désormais entrepris une véritable domination de la nature, s'introduisant dans les processus mêmes de celle-ci pour les transformer. La planète entière est requise pour fournir à l'homme la totalité de ses matières premières et de ses énergies. Tous les points géographiques de la terre sont instantanément reliés par les nouvelles technologies de la communication et l'impact de celles-ci s'étend maintenant dans l'espace[71].

Cette situation inédite met l'humanité au seuil d'une nouvelle ère. Le passage à celle-ci est aussi important que celui de l'ère paléolithique à l'ère néolithique, lorsque l'homme inventa l'agriculture et la monnaie. L'aube de cette nouvelle ère a été annoncée par deux faits sinistres, la production industrielle de la mort et la destruction nucléaire de deux cités. Les progrès technologiques et leurs effets concernent dorénavant l'humanité tout entière. D'une part, ce qui arrive a un impact sur l'ensemble du monde. D'autre part, face à la menace de sa destruction, l'humanité devient un tout.

L'humanité est actuellement mise face à l'alternative suivante : ou bien l'homme se transforme, ou bien il se détruira lui-même[72]. L'homme dispose actuellement des moyens spirituels pour penser sa situation et pour inventer les moyens de son dépassement. La preuve en est la conscience de plus en plus répandue des périls encourus. Mais, pour que cette prise de conscience ne s'abîme pas dans l'intellectualisme abstrait, il est nécessaire que les hommes opèrent la *transformation* de leur rapport au monde[73].

Ce *revirement* ne peut être opéré que par la philosophie, réflexion sur l'existence ouverte à l'humanité tout entière et reliant les individus entre eux. « La philosophie est, aujourd'hui, la seule possibilité. »[74]

L'alternative actuelle de l'humanité et la philosophie

Le risque d'une destruction de l'humanité par la bombe atomique[75] met l'humanité tout entière dans une situation-limite inédite. Cette situation rend nécessaire une réflexion radicale et totale sur le rôle de l'homme dans le monde. Cette réflexion est politique dans son essence car elle concerne le destin collectif. Pour devenir agissante, cette réflexion exige cependant le dépassement des politiques territoriales, le passage à une *suprapolitique* par la construction d'une nouvelle éthique[76]. Ce dépassement suppose un véritable « revirement de la conscience politique et philosophique »[77].

Un revirement spirituel ne peut avoir lieu collectivement. Il est l'affaire de chacun d'entre nous. Par son étoffe existentielle et par sa vocation universelle, la philosophie est seule à pouvoir provoquer cet éveil. Car la philosophie est bien l'instance de l'éveil en chaque individu qui s'ouvre à lui-même par la communication avec autrui. La philosophie offre aux individus du monde entier une tradition commune dont le message essentiel est l'actualisation et le développement de la liberté. La philosophie ouvre aux individus du monde entier un espace de communication libre de toute volonté de domination. Enfin, par le questionnement qui lui est constitutif, la philosophie seule peut nous arracher à nos illusions et à nos habitudes.

L'illusion serait actuellement de croire que nous pouvons résoudre les problèmes posés par la société techno-scientifique par des moyens techno-scientifiques[78]. L'erreur serait aujourd'hui de croire que nous pouvons confier la résolution des problèmes sans précédent dans notre histoire aux organisations institutionnelles[79]. Le danger fatal serait qu'à force de discuter des procédés techniques pour gérer les risques en faisant des plans pour les éviter, nous prenions l'habitude du danger[80].

Quarante années plus tard, après la chute du totalitarisme communiste et en pleine expansion d'une mondialisation technologique et financière, nous nous trouvons dans cette situation périlleuse. Nous voulons soumettre le changement que nous estimons indispensable à nos plans. Or, « le seul fait de tracer des plans signifie qu'on a choisi la voie qui mène à la catastrophe »[81]. Planifier, c'est traiter les symptômes et non les raisons. Planifier, c'est maintenir ce qui est en simulant le changement et en dissimulant les vrais problèmes. Le développement de la protection de l'environnement et de l'équité commerciale en un nouveau marché me paraît en être l'illustration la plus flagrante.

Ces périls, que notre absence de philosophie[82] ajoute au danger de destruction physique, prennent racine dans notre habitude récemment acquise d'ériger la vie biologique en absolu[83] et de confondre espèce humaine et humanité[84].

Cette habitude nous porte à focaliser notre attention sur la survie physique de l'humanité. Or, s'il est vrai que, pour vivre une existence digne de l'homme, nous devons être physiquement vivants, il est tout aussi vrai actuellement que nous ne pourrons assurer notre survie physique qu'à la condition de survivre spirituellement. « Dans la situation nouvelle, au bord de l'abîme, la vie pure et simple est liée à la vie digne d'être vécue. »[85]

Le retour à la philosophie en tant qu'éclairement de l'existence s'avère donc une urgence. Du retour à la philosophie dépend le *salut* de l'humanité[86]. Et ce salut consiste dans le passage réussi à la *nouvelle époque axiale* que ce nouvel âge prométhéen annonce[87].

La mission du philosophe

Le destin de l'humanité dépend de l'éveil et du courage de chacun d'entre nous. L'éveil de l'individu comprend cette fois-ci la conscience aiguë de sa responsabilité cosmopolitique. Il implique aussi le courage de combattre, à partir de sa situation concrète et en fonction de ses possibilités personnelles, pour un avenir meilleur dont l'avènement reste incertain. Notre avenir est incertain, parce qu'il est avenir. Notre avenir meilleur est incertain, car son avènement dépend du revirement spirituel d'un certain nombre d'entre nous, ce qui est encore loin d'être le cas.

Face à l'imprévisibilité de l'avenir et à la difficulté de la tâche, le philosophe a un atout qu'il puise dans la raison. La raison enseigne qu'il n'est pas rationnel de porter un jugement pessimiste sur notre futur en estimant que la probabilité de la défaite est plus forte que celle de la réussite. La raison enseigne que « le courage consiste, qu'on sache ou non à quoi s'en tenir, à faire ce qui est possible et de ne pas perdre l'espoir jusqu'au dernier moment ». Le philosophe est armé du *courage de la raison*[88].

Le courage de la raison se confond avec la *foi philosophique* qui consiste à croire fermement que la raison vient au rendez-vous uniquement quand on compte sur elle[89]. Compter sur la raison, c'est aller à la rencontre des individus. « Quiconque fait de la philosophie se met à la recherche (…) des individus, écoute ce qu'ils disent, voit ce qu'ils font et se laisse concerner par cette parole et cette action, dans la volonté de partager le destin de l'humanité. »[90]

La philosophie constitue donc, pour le philosophe, un *engagement*[91]. Cet engagement consiste à créer, développer, préserver, accroître les conditions qui favorisent l'actualisation de la liberté des hommes. La liberté est actualisation des possibilités individuelles qui combat pour vaincre les puissances aliénantes qui mènent le monde. Ces puissances sont aujourd'hui contenues dans la technicisation de la vie qui rend possible le complet asservissement de tous[92]. La technicisation de la vie a rendu possible le système totalitaire[93], dont il serait erroné de penser qu'il est dépassé. Le totalitarisme nous guette à partir du moment où nous nous abstenons de penser.

La mission du philosophe est politique, au sens noble et large de ce mot. Il s'agit du « combat pour la liberté de la civilisation »[94]. Ce combat commence avec la prise de conscience, par les individus, de leur liberté existentielle et des engagements impliqués par cette liberté. Car la volonté d'accéder à une liberté politique qui répond aux problèmes posés par le type de société dans lequel nous vivons est elle-même un acte de liberté existentielle[95].

Mené au moyen de la communication, le combat du philosophe a lieu sur deux fronts indissolublement liés où il joue le rôle d'éclaireur. Le philosophe combat pour la vérité de chacun, en encourageant la communication existentielle où il s'expose lui-même. Le philosophe combat aussi pour la civilisation, en éclairant les principes et les objectifs de la discussion sur le destin de l'humanité[96].

« Le monde ne pourra être sauvé que si chacun entreprend de réaliser le salut de lui-même » en contribuant à la création d'un monde où il peut *exister* parmi les autres. L'avènement possible d'un monde nouveau dépend de l'activité philosophique tant des philosophes de métier que des philosophes empiriques.

La mondialité de la philosophie

Jaillie à des endroits très divers du monde, exprimée dans une multiplicité de langues, traduisant chaque fois l'universalité saisie à travers une individualité singulière campée dans un temps historique particulier, la philosophie est mondiale par son origine et par son essence. Si la philosophie prend une forme spécialement élaborée en Grèce, entre le VIe et le IIIe siècle avant notre ère, elle n'est pas un phénomène européen. Ce qui est européen, puis plus largement occidental, c'est la construction d'une tradition philosophique écrite et l'orientation à la fois scientifique et politique de la raison philosophique.

La mondialité de la philosophie ne réside pas dans la présence ou le dévoilement progressif d'une vérité universellement valable, mais dans la quête, universellement présente dans l'humanité, de la vérité. Antérieure à l'écriture, cette donnée prend forme écrite à travers des œuvres qui s'adressent à l'humanité tout entière, non pas au travers d'un savoir contraignant, mais à travers un appel à l'éveil. La mondialité de l'histoire de la philosophie coïncide avec la création, par les grands philosophes, d'un espace de communication virtuellement universel. Il appartient à chacun d'entre nous d'actualiser cette virtualité. « Faire de la philosophie, c'est travailler à permettre une communication universelle. »[97]

Dans la mesure où la philosophie – attitude individuelle, tradition écrite et communication existentielle rationnelle – concerne tout homme et lui est accessible, faire de la philosophie, c'est travailler à la construction d'une langue humaine commune, d'une *koiné*. Parce que cette langue est celle de l'esprit et non le code d'un groupe linguistique déterminé, elle est le lieu de rencontre et de fertilisation réciproque des différences individuelles et culturelles[98]. Faire de la philosophie aujourd'hui, c'est briser l'étau de la philosophie académique et érudite pour communiquer avec tout être humain où qu'il soit et quelle que soit par ailleurs son instruction. Pour n'avoir pas compris cela, la philosophie européenne est à son déclin[99].

Pourtant, c'est au sein de l'histoire occidentale de la philosophie qu'est advenue la forte contestation qui rappelle la philosophie à sa véritable origine et mission. Grâce à Kierkegaard et à Nietzsche, « une nouvelle histoire de la philosophie, parlant existentiellement, est pour nous en devenir »[100]. Parce que seul l'individu peut réaliser ce devenir, le lieu de ce devenir est le monde, habitat des hommes. La philosophie est bien ce qui relie.

La relation implique la confrontation en excluant la polémique. Polémiquer, c'est s'attaquer aux idées d'autrui pour défendre les siennes, considérées comme vraies. Se confronter, c'est accepter d'être remis en question à partir de points de vue radicalement différents du nôtre. La polémique se bat et débat pour clore, la confrontation combat pour comprendre en s'engageant plus à fond dans la communication. « La vraie philosophie est originellement non polémique. Elle croit à ce d'où elle vient et où elle va, et guette la source présente en tout homme. Elle ne connaît aucune protection et ne se fie qu'à la manifestation et au calme de la vérité qui s'exprime en elle. »[101]

La pratique de la philosophie dans la communication interindividuelle rassemble les hommes autour d'un questionnement fondamental radical commun. Ce questionnement est à la fois hors du temps et dramatiquement actuel. Intemporel, il porte sur le sens de notre présence dans l'univers. Actuel, il concerne notre survie sur notre planète. Dans les deux cas, il émane de notre liberté et l'interpelle. Originé à ce qui nous fait hommes de quelque région du monde que nous soyons, ce questionnement commun à tous renvoie chacun à sa responsabilité de citoyen du monde[102].

En cheminant avec Jaspers
La refondation de la philosophie
L'originalité de Jaspers est de subsumer l'ensemble de la tradition philosophique sous la catégorie existentielle rationnelle de la communication. Jaspers est, à mes yeux, le

premier philosophe à prendre la mesure de la « secousse » produite dans la philosophie occidentale par les révoltes respectives de Kierkegaard et de Nietzsche[103].

Jaspers comprend que ce qui relie ces deux penseurs par-delà leurs différences c'est d'avoir « mis en question la raison à partir de la profondeur de l'existence ». Ainsi, Kierkegaard et Nietzsche introduisent dans la pensée philosophique, non pas une position fondamentale, mais « une nouvelle attitude pensante totale de l'homme »[104]. Cette attitude coïncide avec l'engagement de l'individu tout entier pour trouver la *signification* – la *nécessité* –, pour lui, de tous les événements qui le touchent[105].

Jaspers utilise le *renversement* de la philosophie opéré par Kierkegaard et Nietzsche pour s'approprier la tradition qu'ils ont, quant à eux, violemment rejetée. Le rejet de Kierkegaard s'accompagne de son choix pour la foi religieuse, celui de Nietzsche de son choix pour l'athéisme[106]. Kierkegaard se situe résolument hors de la tradition philosophique. Nietzsche s'autoproclame l'unique héritier de la pensée tragique.

Le rejet de la philosophie traditionnelle renvoie, chez ces deux penseurs, à leur aversion contre la pensée abstraite et générale et à leur décision de faire de l'*individu* la source vivante et vive de toute réflexion et action authentiques. En s'adressant aux philosophes à travers ses propres questions existentielles, Jaspers renoue avec la tradition philosophique en transformant l'histoire de la philosophie en un devenir communicatif [107]. Par cette transformation, Jaspers refonde la philosophie sans jamais y prétendre.

Cette refondation a lieu en dehors de toute prise de position religieuse. Jaspers affirme fortement l'*indépendance philosophique* par l'affirmation d'une transcendance qui n'est ni un dieu personnel, ni un être transcendant, ni un éternel retour[108]. Il signale intensément que la volonté de vérité, caractéristique de la démarche philosophique, inclut le courage de mourir en refusant les consolations religieuses.

Cette refondation a lieu en dehors de tout projet d'ériger une école philosophique. Jaspers affirme fortement qu'il est contraire à la liberté de tenir une vérité formulable pour la seule et unique vérité[109]. En qualifiant sa philosophie de *philosophie de l'existence*, Jaspers indique seulement que le vrai sujet de la philosophie est l'actualisation de la liberté – la liberté individuelle par laquelle advient une liberté politique mondialement respectée.

Cette refondation a lieu en dehors de toute revendication territoriale. Jaspers affirme fortement l'essence et la vocation mondiales de la philosophie, consubstantielle à l'esprit qui est le propre de l'homme. En liant indissolublement la philosophie à la communication sur les problèmes posés par l'existence, Jaspers ouvre le monde à la philosophie en faisant de celle-ci la langue humainement commune.

À partir du moment où philosopher consiste à communiquer sur le contenu de l'existence et à s'emparer des problèmes cruciaux de l'humanité, la philosophie devient une *praxis* au sens grec de ce mot : elle est l'activité qui, éclairée par la raison, éveille les individus en les poussant à prendre soin de leur humanité en menant, ensemble, des actions.

À partir du moment où philosopher consiste à éclairer des situations dans leur singularité, la philosophie concerne tous les domaines de la vie humaine, qu'elle soit privée ou professionnelle, personnelle ou sociale. Elle est la réflexion qui, nourrie à la diversité des expériences, relie les divers domaines de la réalité.

À partir du moment où la philosophie devient la possibilité et la responsabilité de chaque individu, qu'il ait étudié l'histoire de la philosophie ou pas, la philosophie s'exerce partout où il y a des hommes. Elle est l'approche à la fois concrète et englobante qui découvre les vérités qui font avancer l'ensemble du monde.

Refondée par son lien inextricable à l'existence, la philosophie devient la communication qui transcende les techniques pour saisir la chair du réel.

Les périls de toute pratique de la philosophie

« Je désirais une philosophie où l'homme pût avoir accès et puiser ses convictions en tant qu'homme, une philosophie qui ne fût pas affaire ésotérique de quelques aristocrates isolés. Au contraire, j'aurais aimé un dialogue sur la voie publique, si j'ose dire, entre l'homme de la rue et moi. »[110]

Ce désir alimente la diversité avec laquelle Jaspers, professeur d'université de métier, pratique la philosophie. Il communique à ses étudiants les outils conceptuels pour accéder aux œuvres des auteurs. Il leur communique aussi la nécessité de créer une relation amicale avec les grands philosophes. Il travaille à communiquer au grand public les pensées de ceux-ci. Il entretient une correspondance avec ses étudiants et ses collègues. Il fait des communications sur les problèmes cruciaux posés à l'humanité par la société technicienne et les totalitarismes. Il ne cesse de communiquer avec sa femme, qui est elle-même philosophe.

Sincèrement convaincu de la nécessité, pour la philosophie, de franchir les frontières de l'enseignement universitaire pour aller partout où il y a des hommes, Jaspers ne soulève jamais la question des conditions matérielles de vie du philosophe. Il aborde la question de la rémunération une seule fois, quand il s'attaque aux psychothérapeutes qui prétendent engager le dialogue avec leur patient : « Cette mascarade, qui prétend abusivement être un dialogue au sens socratique, est censée aboutir à l'éveil de l'existence du patient... moyennant honoraires ! Mais il est bien évident qu'une communication prévue par contrat ne peut être qu'un artifice sans valeur. »[111]

Cette franche condamnation concerne, pour la partie contractuelle et financière, la consultation philosophique. La question soulevée est la suivante : une communication peut-elle être authentique quand le philosophe dépend de son interlocuteur pour vivre ? Je crois que Jaspers serait capable d'entendre ma réponse : l'enseignement de la philosophie est-il moins philosophique du fait que le professeur perçoit un salaire pour l'assurer ?

La condamnation de Jaspers nous oblige, au demeurant, à repenser la situation professionnelle de la consultation philosophique qui, dans son rapport à l'argent, navigue aujourd'hui entre la psychothérapie et le consulting. Quand elle est du côté de la psychothérapie, la consultation philosophique est exposée aux faiblesses et à l'arbitraire du philosophe qui l'exerce. Quand elle est du côté du consulting, elle est exposée aux failles et aux conventions de l'entreprise.

Mais existe-t-il une pratique de la philosophie qui ne soit pas dangereuse ? La consultation philosophique met le philosophe à l'épreuve autrement que ne le fait l'enseignement.

Ici, il s'agit de désirer l'éveil à la liberté des individus élèves ou des étudiants par-delà toute considération liée à la sécurité de l'emploi. Là, il s'agit de désirer l'éveil à la liberté des individus clients en dépassant sa propre anxiété ou cupidité financière. Dans le journalisme philosophique, il s'agit de désirer l'éveil à la liberté de l'individu destinataire du message par-delà tout souci de séduction et de conformité aux modes.

Il n'est pas de métier sans risque. Une profession qui a affaire à l'humain met celui qui l'exerce dans la nécessité de choisir entre l'intérêt de l'autre et son intérêt propre[112]. Le philosophe, quel que soit le métier qu'il exerce avec la philosophie, est placé devant cette alternative. Pour traverser le péril sans être compromis, il doit puiser son courage dans la foi philosophique.

« Philosopher, c'est toujours vaincre le monde, c'est quelque chose d'analogue au salut. »[113]

La parole de Jaspers

« *La philosophie est l'acte de pensée par lequel nous nous assurons de ce qui nous fait vivre.* »[114]

« *Philosopher, c'est se mettre à l'épreuve jour après jour... La pensée proprement philosophique est l'activité la plus proche de la vie.* »[115]

« *La philosophie prend son sens en servant de base à la vie. Ce sens n'est ni contraignant, ni universel, mais il se révèle à tout homme qui le cherche d'un cœur pur.* »[116]

« *La philosophie n'est pas une vérité valable pour chacun, elle n'est que dans la communication où, échappant à la confusion des significations possibles, elle cherche à trouver le chemin de l'essentiel.* »[117]

« *Quiconque fait de la philosophie veut vivre pour la vérité. Où qu'il aille, quoi qu'il arrive, quelque homme qu'il rencontre, partout, et surtout face à ce que lui-même pense, ressent et fait, il interroge. Les choses, les gens et lui-même doivent s'éclairer. Il ne s'y soustrait pas, il s'y expose au contraire. Il aime mieux échouer dans sa quête de vérité qu'être heureux dans l'illusion.* »[118]

« *La pensée qui éclaire l'existence conduit le sujet individuel, à chaque fois, à une limite où il peut recevoir un appel et effectuer un bond.* »[119]

« *C'est le propre de la communication véritable de soutenir un échange illimité de questions et de réponses.* »[120]

« *Qui veut seulement parler correctement n'agit pas du tout. Qui veut être vrai doit prendre le risque de se tromper, de se mettre dans son tort, doit pousser les choses à l'extrême ou les faire passer au fil du couteau pour que les décisions qu'il prendra soient authentiques et réelles.* »[121]

« *Qui veut objectivement ne jamais mentir a recours à des sophismes et à des justifications sans fin, à des explications et à des oublis, ou à un silence qui s'étend comme un voile de brume sur sa vie entière. Qui veut au contraire véritablement ne jamais mentir évite le brouillard. Il s'enfonce dans sa vie avec une vigueur impitoyable et la conscience de son premier et ultime devoir : ne jamais se mentir à soi-même, ne jamais mentir à l'ami. »*[122]

« La question de savoir quel sens on veut donner à sa vie doit être tranchée par une décision personnelle, et non suite à une enquête de l'intelligence. »[123]

« Hésiter, attendre, vouloir savoir d'abord, cela nous mène à passer à côté de la vie… »[124] *« Le savoir paralyse l'action. »*[125]

« Nous sommes mortels dans l'indécision, immortels dans la décision. Nous sommes mortels en tant que faits de nature, immortels quand nous sommes donnés à nous-mêmes dans notre liberté. »[126]

« La philosophie se situe entre la réalité passée qui s'éclaire en elle et la réalité à venir qu'elle rend possible… Philosopher, c'est les deux en un : éclairer ce qui fut et ce qui est, s'emparer du réel à partir du possible. »[127]

Le sens de la référence à la philosophie de Jaspers

La pratique de la consultation philosophique ne peut se réclamer d'aucune théorie fondatrice, comme la pratique de la psychanalyse par exemple. Gerd Achenbach[128] ouvre plutôt une piste qu'il ne fonde une pratique, étant donné qu'il confie explicitement la voie qu'il a ouverte à la créativité de celui qui l'exerce. Théoriquement orpheline, la consultation philosophique vogue au gré des références philosophiques de celui qui l'exerce.

Le point de convergence de tous les consultants philosophes est, au demeurant, la référence à Socrate. Cette référence est d'une évidence trompeuse et d'une légitimité douteuse. Si Socrate est l'inventeur incontesté de la maïeutique, il a fait un avec sa méthode et s'est farouchement opposé aux fondateurs d'école. Faisant de sa façon de vivre la vérité de son existence, il est mort sans laisser d'autre trace à la postérité que celle d'une énigme inoubliable.

Prétendre que le fondement et le nerf de la consultation philosophique sont le dialogue socratique, c'est laisser à l'appréciation de chacun ce qu'il en entend. C'est aussi prêter le flanc à la confusion dans la mesure où les coachs affirment appliquer également la méthode de Socrate.

Toutefois, le respect d'un individu qui choisit la mort pour rester en accord avec sa vérité[129] nous relie directement à Jaspers. La philosophie de l'existence nous donne une orientation et non pas un contenu. L'orientation est de vivre la philosophie comme une communication qui ouvre à soi, aux autres, à la culture, au monde, à l'avenir et au mystère de l'être.

La philosophie de l'existence nous donne une méthode et non une technique. La méthode consiste à utiliser notre raison pour éclairer les situations que nous vivons en évitant les écueils de l'abstraction desséchante et de l'engluement dans le chaos des sentiments. La philosophie de l'existence nous donne une foi et non une religion. La foi philosophique est de croire envers et contre tout dans les possibilités de l'homme, seul vivant doté de la capacité de transcender le processus biologique de sa vie. La philosophie de Jaspers nous éclaire sans nous éblouir en nous appelant à trouver, dans la communication de liberté à liberté, nos propres fondations.

Refondée sur la raison qui éclaire l'existence, l'histoire de la philosophie ouvre la voie à la consultation philosophique.

---

1. *Philosophie*, p. 274-5.
2. *Introduction à la philosophie*, p. 15-16.
3. *Philosophie*, p. 10-13.
4. *Ibid.*, p. 20.
5. *La bombe atomique et l'avenir de l'homme*, p. 356.
6. Pour Jaspers, tout homme est philosophe à partir du moment où il approfondit son existence. *Philosophie*, p. 203 et *sqq*.
7. *Ibid.*, p. 586.
8. *Philosophie*, p. 218 et *sqq*.
9. Cette formule est souvent reprise par Jaspers. Cf. *entre autres Introduction à la philosophie*, p. 133.
10. *Raison et existence*, p. 65-68.
11. *Von der Warheit*, p. 396-441. Cf. Angèle Kremer-Marietti, *Jaspers*, p. 69-80.
12. *Philosophie*, p. 718 ; 712-719.

13. *Ibid.*, p. 712.
14. Jaspers reprend la distinction kantienne entre *raison* (*Vernuft*) et *entendement* (*Verstand*). S'inspirant de l'idée kantienne selon laquelle la raison est la marque de notre autonomie par rapport à la nature et le fondement de notre liberté, Jaspers définit la raison d'une façon existentielle qui est peu présente chez Kant. Plus exactement, la raison est chez Kant l'esprit qui, sur le plan théorique, nous porte à dépasser les limites du connaissable et de l'expérimentable et qui, sur le plan pratique, nous ordonne de respecter inconditionnellement autrui. Chez Jaspers, la raison est impulsion existentielle. Cf. *La bombe atomique et l'avenir de l'homme*, p. 27. Sur l'entendement, *Philosophie*, p. 22-24, *Raison et existence*, p. 52-55.
15. *Raison et existence*, p. 49-57.
16. *Philosophie*, p. 15.
17. *Ibid.*, p. 11 et *sqq.*
18. *Raison et existence*, p. 51-55.
19. *Ibid.*, p. 53-56.
20. *La bombe atomique et l'avenir de l'homme*, p. 677.
21. *La bombe atomique et l'avenir de l'homme*, p. 22.
22. Cf. les témoignages des mystiques, dont saint Jean de la Croix, *La nuit obscure*.
23. Jaspers rappelle à plusieurs reprises que c'est au livre de Kierkegaard intitulé *Le concept de l'angoisse* qu'il doit la *révélation* pour la philosophie de l'existence : *Autobiographie philosophique*, p. 196-197 et *Philosophie*, XVIII-XIX.
24. Cf. la manière dont Jaspers présente les grands philosophes.
25. *Raison et existence*, p. 80.
26. *Philosophie*, p. 310-311.
27. *Ibid.*, p. 135.
28. *La situation spirituelle de notre époque*, p. 12.
29. *Introduction à la philosophie*, p. 24.
30. *Philosophie*, p. 249.
31. *Ibid.*, p. 252.

32. *Philosophie*, p. 595 ; cf. p. 556 et p. 594. Cette idée est intensément reprise par Hannah Arendt, cf. notamment *La condition de l'homme moderne*, p. 42-43.
33. *Philosophie*, p. 421-432.
34. *Ibid.*, p. 432-433.
35. *Ibid.*, p. 436-443.
36. *Ibid.*, p. 433-435.
37. *Ibid.*, p. 443-445.
38. *Ibid.*, p. 445-455.
39. *Ibid.*, p. 454-457.
40. *Ibid.*, p. 793-796.
41. *Ibid.*, p. 309.
42. *Ibid.*, p. 311.
43. *Raison et existence*, p. 64.
44. *Ibid.*, p. 70-71.
45. *Philosophie*, p. 252.
46. *Raison et existence*, p. 76.
47. *Ibid.*, p. 79 et *sqq.*
48. *Philosophie*, p. 309-316.
49. *Ibid.*, p. 329 et *sqq.*
50. *Introduction à la philosophie*, p. 12.
51. *Philosophie*, p. 203.
52. *Origine et sens de l'histoire*, p. 8-20 et ch. VII ; *Introduction à la philosophie*, p. 104-106 et p. 143-156.
53. *Les grands philosophes*, p. 36.
54. *Les grands philosophes*, Introduction.
55. *Philosophie*, p. 590.
56. *Introduction à la philosophie*, p. 155.
57. *Philosophie*, p. 219-221.
58. *Les grands philosophes*, p. 44.
59. *Philosophie*, p. 574.
60. *Ibid.*, p. 222-223. « Le médecin de l'ère technocratique », in *Essais*, p. 175.

61. *Philosophie*, p. 222.
62. « Le médecin de l'ère technocratique », in *Essais philosophiques*, p. 177.
63. « La recherche de la vérité », in *Essais*, p. 60-68.
64. *Introduction à la philosophie*, p. 144.
65. *Les grands philosophes*, p. 13, p. 62-70 et p. 115. *Autobiographie philosophique*, p. 197 et *sqq.*
66. *Autobiographie philosophique*, p. 214.
67. *Ibid.*, p. 152.
68. Et confortée, entre autres, par Husserl dans *La crise de l'humanité européenne et la philosophie*.
69. *Origine et sens de l'histoire*, p. 14-15. Tantôt Jaspers mentionne seulement l'Inde, la Grèce et la Chine (cf. *Origine et sens de l'histoire*), tantôt il ajoute à ces trois sources la Perse et Israël (cf. *Introduction à la philosophie*). Dans le premier cas, Jaspers envisage la naissance de la philosophie en tant que démarche indépendante et méthodique ; dans le second, il se réfère à la naissance de l'homme à la conscience de lui-même.
70. *Introduction à la philosophie*, p. 104-112.
71. *Origine et sens de l'histoire*, p. 38 et p. 123-124 et *La situation spirituelle de notre époque*, p. 29.
72. *Origine et sens de l'histoire*, p. 73.
73. Cf. *La bombe atomique et l'avenir de l'homme* : l'ouvrage est tout entier consacré à l'étude de cette problématique.
74. *La situation spirituelle de notre époque*, p. 167.
75. Jaspers focalise sur ce péril à une époque où l'humanité se trouve dominée par les deux blocs, le totalitarisme communiste et le front fragile que lui opposent les démocraties, elles-mêmes confrontées à la montée des dictatures. Nous sommes dans les années 1945-1960.
76. *La bombe atomique et l'avenir de l'homme*, p. 162-165.
77. *Ibid.*, p. 26.
78. *Ibid.*, p. 381-383.
79. *Ibid.*, p. 419.
80. *Ibid.*, p. 381 et p. 430.
81. *Ibid.*, p. 437.

82. Jaspers utilise l'expression : *absence de pensée* que reprendra Hannah Arendt, *Raison et existence*, p. 54.
83. Cette idée traverse l'ensemble de l'œuvre de Jaspers, de *La situation spirituelle de notre époque* à *La bombe atomique et l'avenir de l'homme*, en passant par et en s'accomplissant dans ses diverses communications.
84. Cf. à ce sujet Edgar Morin, entre autres *La méthode*, I, p. 33-93.
85. *La bombe atomique et l'avenir de l'homme*, p. 663.
86. Jaspers emploie ce terme dans le sens non religieux que lui a déjà donné Spinoza. Il s'agit d'un salut par la raison. Cf. entre autres *La bombe atomique et l'avenir de l'homme*, p. 675 et *sqq*. et « Quelles forces vous font vivre ? » in *Essais philosophiques*, p. 212.
87. *Origine et sens de l'histoire*, p. 123-124. Jaspers entend par là le passage à un degré supérieur de conscience. Nous pouvons penser, toutes différences respectées, à Teilhard de Chardin.
88. *La bombe atomique et l'avenir de l'homme*, p. 677.
89. *Ibid.*, p. 410.
90. *Initiation à la méthode philosophique*, p. 143-144.
91. *Philosophie*, p. 249.
92. *La bombe atomique et l'avenir de l'homme*, p. 402 ; cf. « Déterminisme et liberté », in *Essais philosophiques*, p. 89 et *La situation spirituelle de notre époque*, p. 58.
93. Cf. entre autres « La lutte contre le totalitarisme », in *Essais philosophiques*, p. 23-43.
94. *Ibid.*, p. 42.
95. *La bombe atomique et l'avenir de l'homme*, p. 401-402.
96. *Initiation à la méthode philosophique*, p. 60-61.
97. *Autobiographie philosophique*, p. 187 et *sqq*.
98. *Ibid.*, p. 198.
99. *Ibid.*, p. 190.
100. « La nouvelle situation créée par Kierkegaard et par Nietzsche » in *Raison et existence*, p. 117 et *sqq*.
101. *Raison et existence*, p. 136.
102. « Les voies de la liberté » in *Essais philosophiques*, p. 138-139.

103. *Raison et existence*, p. 13.
104. *Ibid.*, p. 14.
105. *Ibid.*, p. 29.
106. *Ibid.*, p. 124-126.
107. *Ibid.*, p. 125.
108. Il est curieux que Jaspers ait été classé parmi les « existentialistes chrétiens » et édité dans des maisons d'édition d'obédience chrétienne, alors qu'il précise à plusieurs reprises que l'*englobant*, qui est sa façon de nommer l'être, n'est pas Dieu, mais une *transcendance immanente*, l'unité d'un tout à jamais inachevé, mystérieux et aux possibilités infinies. Sans doute a-t-on pris au mot certains passages de l'*Introduction à la philosophie* où le terme « dieu » figure. Probablement a-t-on préféré simplifier – et récupérer – la pensée d'un auteur dont la relation mystique à l'être prend source dans la *foi en la raison* ou *foi philosophique*. Mais est-il de relation à l'être qui ne soit pas mystique ?
109. Entre autres, *Introduction à la philosophie*, p. 126 ; *Philosophie*, p. 221-224. Jaspers reprend souvent la parole du Zarathoustra de Nietzsche : « Ne marche pas à ma suite, mais à la tienne ! »
110. *Autobiographie philosophique*, p. 197-198.
111. « L'idée médicale » in *Essais philosophiques*, p. 171.
112. Nous pouvons suivre ici Jaspers dans sa réflexion sur le métier de médecin. Cf. entre autres « Le médecin de l'ère technocratique » in *Essais philosophiques*, p. 155-179 et *Philosophie*, p. 94-99.
113. *Introduction à la philosophie*, p. 22.
114. *Philosophie*, XXIX.
115. *Philosophie*, p. 519 ; p. 518.
116. *Autobiographie philosophique*, p. 174.
117. *Philosophie*, p. 283.
118. *Initiation à la méthode philosophique*, p. 144.
119. *Philosophie*, p. 42.
120. *Ibid.*, p. 318.
121. *Ibid.*, p. 320.
122. *Ibid.*, p. 545.

123. « Vérité, paix et liberté » in *Essais philosophiques*, p. 59-60.
124. Quelles forces vous font vivre ? in *Essais philosophiques*, p. 206.
125. *Philosophie*, p. 109.
126. *Initiation à la méthode philosophique*, p. 135.
127. *Philosophie*, p. 207.
128. Il est étonnant qu'Achenbach ne fasse pas le lien entre la consultation philosophique et la philosophie jaspersienne de l'existence, alors même que ses textes sont si riches en citations et qu'il cite Jaspers.
129. Cf. Kierkegaard qui voit dans Socrate une figure existentielle. *Post-scriptum*, IIe Partie, 2e section, ch. II.

Pour ne pas conclure

D'un point de vue historique, la consultation philosophique est enfant de son temps. Elle naît dans le sillage de l'individualisme matérialiste et égocentré caractéristique de l'évolution de l'homme démocratique. Elle advient avec le déclin de l'espace public et avec l'invasion de celui-ci par les intérêts privés[1]. Son terrain empirique est celui-là même où voient le jour la psychanalyse, les psychothérapies, les pratiques du développement personnel et le coaching. Du point de vue historique, la consultation philosophique se rapproche des accompagnements qui visent le bien-être des individus et, à travers lui, une meilleure coopération professionnelle et sociale.

D'un point de vue philosophique, en revanche, la consultation philosophique se distingue nettement des approches avoisinantes. Car l'individu auquel elle s'adresse n'est pas la personne privée mais le sujet pensant, unique et singulier dont tout philosophe a fait la source, le pivot et le destinataire de la parole et de la liberté. Car la consultation philosophique s'adresse à l'individu en s'adossant à une tradition qui a plus de vingt-six siècles d'âge. Elle ne se fonde pas sur un penseur particulier comme c'est le cas de Freud pour la psychanalyse ou de Rogers pour le développement de la personne. La consultation philosophique s'appuie sur l'approche englobante dont ont émergé progressivement les sciences dites exactes puis les sciences humaines.

Héritière de la tradition écrite la plus longue de l'Occident après celle de la poésie, la consultation philosophique retient cependant la virulente critique de l'écriture, existentiellement vécue par Socrate et formulée limpidement par Platon[2]. Si le texte contient des trésors, il revient à la parole de les découvrir et de les actualiser. Étant consubstantielle des hommes dont elle a exprimé l'existence des millénaires avant l'écriture, la parole qui nourrit le dialogue atteste de son privilège d'être la clé qui ouvre l'esprit en reliant les hommes. La parole est agissante, la parole est action.

Enfant de son temps, la consultation philosophique se trouve directement concernée par la mutation en cours des relations entre la parole et l'écriture. La textualité irréfléchie des moyens de communication électroniques nous porte à oublier les vertus respectives de la parole et de l'écriture. La vertu de la parole est de créer spontanément fruits et liens. La vertu de l'écriture est de sauvegarder fruits et liens en y mettant du bel ordre. En réinstaurant la communication orale sans pour autant perdre d'esprit la transmission écrite, la consultation philosophique préserve la réflexion sans pour autant en figer le cours.

Ainsi, cheminant dans la voie ouverte par la philosophie pérenne, la consultation philosophique contribue modestement à l'avènement d'un avenir qui s'annonce sans se montrer.

---

1. Cf. Alexis de Tocqueville, *La démocratie en Amérique*, Livre I, 1re partie, ch. 1-5.
2. *Phèdre*, 275d-276e et *Lettre IV*, 342b-344e.

ANNEXES
Petit guide pratico-théorique

Brève histoire de la consultation philosophique dans le monde

Le premier pays à accueillir la consultation philosophique après son invention en Allemagne par Gerd Achenbach a été la Hollande, où s'est formée l'association nationale *Filosofische Praktijk* qui est encore active aujourd'hui. Puis, ce fut au tour de l'Autriche, avec Günther Witzany, d'ouvrir un cabinet de philosophie en 1985. Sur l'initiative d'Anders Lindseth, qui ouvrit un cabinet de philosophie en 1989, une association nationale s'est formée en Norvège. En 1989 également, la consultation philosophique fut introduite en Israël par Shlomit Schuster. En 1992, Ran Lahav introduisit la consultation philosophique aux États-Unis. La même année, Marc Sautet ouvrit le premier cabinet de philosophie en France et inaugura la formule du café philo. L'Italie s'ouvrit à la consultation philosophique en 1999 et le mouvement prit consistance avec la création de deux associations, *Phronesis* et *Società Italiana di Counseling filosofico*, toujours actives aujourd'hui. En Italie également, la consultation philosophique est soutenue par un certain nombre d'universités depuis 2004. Progressivement, la consultation philosophique fait l'objet d'un enseignement dans certaines universités américaines et d'une interrogation théorique sur ses fondements et sur sa méthode. Tim Lebon et Peter B. Raabe en Angleterre, Ran Lahav aux États-Unis et en Israël, peuvent être mentionnés comme les plus déterminants.

Ma propre consultation philosophique, commencée en 1993, s'ouvre au monde des entreprises en 1994[1]. Ailleurs, c'est l'ouverture de la philosophie au monde de l'entreprise qui conduit à la consultation. Ainsi en est-il en Europe. En Belgique, sur l'initiative de Luc de Brabandere, Rodolphe de Borchgrave et Stanislaz Deprez, est fondée, en 2000, l'association *Philosophie et Management*[2]. Toujours très active dans l'organisation de séminaires, cette association fournit des consultations ponctuelles auprès des managers et des entreprises. En Suisse, sur l'initiative du philosophe Bernard Schumacher, l'université de Fribourg[3] propose, depuis 2004, une Cure de philosophie pour cadres, à savoir un Certificat en philosophie et management, et, récemment, des consultations philosophiques auprès de dirigeants.

État des lieux au présent
Une profession dispersée
Des consultants philosophes pratiquent un peu partout dans le monde. La recherche dans Google est instructive, il

suffit de taper « consultation philosophique », « *philosophical counseling* », « *consulenza filosofica* », « *Philosophische Praxis* ».

Souvent, les consultants s'associent. En Allemagne, l'*Internazionale Gesellschaft für Philosophische Praxis* (IGPP)[4] réunit plusieurs consultants de nationalités différentes. L'association fondée par Gerd Achenbach en 1981, appelée *Pro-Phil*[5], est toujours très active.

Actuellement, l'association internationale la plus importante, qui réunit aussi bien Gerd Achenbach et Lou Marinoff, est l'*American Philosophical Practitioners Association* (APPA)[6].

Une situation intéressante en Europe : l'Italie[7]

En Italie, une formation à la consultation philosophique est assurée par certaines universités. Le département de philosophie de Venise[8] a été pionnier pour avoir introduit un cours, puis un master de *consulenza filosofica*. L'initiative d'une formation universitaire à la consultation philosophique revient à deux professeurs férus en philosophie ancienne, Carlo Natali et Stefano Maso. Le cours, ouvert aux étudiants ayant une licence de philosophie, a commencé pour l'année 2004/2005 et, bénéficiant des subventions du Fonds social européen jusqu'en 2008, a été gratuit pour les inscrits. Parallèlement, en 2005, a été fondé, toujours à l'université de Venise et sur l'initiative de deux autres professeurs, Umberto

Galimberti et Luigi Perissinotto, le master de la *consulenza filosofica*, ouvert aux détenteurs d'un diplôme spécialisé en philosophie ou dans une discipline des sciences humaines. Le master est payant pour ceux qui choisissent de s'y inscrire. Actuellement, le master, dorénavant institué dans d'autres universités italiennes, est la seule formation philosophique universitaire à la consultation philosophique.

Le nombre d'étudiants en consultation philosophique à l'université Ca Foscari de Venise, cours et master confondus, de 2004 à 2009, était de soixante-cinq. Des masters de consultation philosophique sont proposés par l'université de Federico II à Naples, Cagliari et Pise en fonction de la demande.

Parallèlement aux enseignements universitaires, l'association *Phronesis*[9], fondée en 2003 et présidée par Andrea Poma et dont le vice-président est le professeur de philosophie à l'université de Venise Umberto Galimberti, a introduit, à partir de 2004, une formation certifiante à la consultation philosophique ouverte aux diplômés en philosophie et/ou en sciences humaines. Cette association, présente dans toute l'Italie, est en relation étroite avec celle du fondateur de la consultation, la *Gesellschaft für Philosophische Praxis*, et est très active en organisation de congrès internationaux et en publications.

Il existe également une société privée importante, la *Società Italiana di Counseling Filosofico* (SICOF)[10], qui organise formations et séminaires à Rome, Turin et Vicence, en même temps qu'elle publie des livres relatifs à la consultation philosophique. Cette institution est dirigée par Giovanni Stanghellini.

La maison d'édition *Apogeo*, actuellement en reconstruction, a consacré toute une collection à la consultation philosophique. Cette collection, appelée les *Pratiche filosofiche*, était dirigée par Alberto Sala et patronnée scientifiquement par Umberto Galimberti.

Umberto Galimberti, philosophe, psychologue et psychanalyste, est la figure la plus marquante de la consultation philosophique italienne. Spécialiste de Jaspers et d'Heidegger, il inscrit la pratique de la consultation dans le sillage des philosophies de l'existence. Lui-même soutient aussitôt cette nouvelle pratique par sa présence à la fois dans le cadre de l'université et dans celui d'une association. Une grande partie de son œuvre est consacrée à des réflexions sur des situations de la vie et est accessible au grand public.

Consulté à titre privé, le consultant philosophe italien est également sollicité par des organisations publiques et, plus particulièrement, par des organismes hospitaliers considérant le dialogue comme un moyen pour relier les personnes et clarifier les situations.

La consultation philosophique, soutenue par l'université ou par des universitaires hors de l'université, présente dans la presse et en librairie, est en voie de devenir, en Italie, une profession officiellement reconnue.

Rappel de quelques repères en France

En France, dans le sillage de Marc Sautet, il existe plusieurs consultants philosophes avec des pratiques différentes. Le plus simple est de les rechercher par Google sur Internet. Oscar Brenifier[11], fondateur de l'*Institut des Pratiques Philosophiques*, vient en tête de liste. Des jeunes philosophes viennent de se lancer, mettant en avant, non pas leur qualité de consultant, mais la démarche qui caractérise leurs prestations. Thibaud Brière propose, sous le chapeau de Philos[12] et tout spécialement aux organisations, conseil et formations qui entraînent au discernement. Alexandre Georgandas[13], fondateur de Maia, pratique la consultation depuis une dizaine d'années auprès d'individus et de groupes. Francis Cousin propose des consultations philosophiques dans le cadre de son cabinet de philo analyse[14].

Des informations régulièrement mises à jour se trouvent sur le site de Philolab[15], association fondée en 2006 qui réunit chaque année, à l'occasion des Rencontres internationales sur les nouvelles pratiques philosophiques à l'UNESCO, des consultants philosophes qui travaillent dans les organisations et notamment dans les entreprises.

Quelques points de vue de philosophes consultants

Les questions de la consultation philosophique : Gerd Achenbach

« À la place des questions de Kant :
– Que puis-je savoir ?
– Que dois-je faire ?
– Que puis-je espérer ?
– Qu'est-ce que l'homme ?

Entrent en jeu les questions de la consultation philosophique :
– Qu'est-ce que je sais ?
– Qu'est-ce que je fais ?
– Qu'est-ce que j'espère ?
– Qui suis-je ?

Et de cette façon un autre devoir est attribué à la philosophie : elle ne pense plus par anticipation, elle pense en même temps. Nous aussi, en tant que philosophes, nous sommes confrontés à une nouvelle exigence : maintenant la question n'est plus si je vis ce que je pense mais si je pense ce que je vis. Mais, pensant ce que je sais, ce que je fais et ce que j'espère, prenant conscience de qui je suis, je mets en question ma vie : et elle, de cette manière, avance et se régénère.

Telle est la voie sur laquelle chemine le consultant philosophe avec celui qui lui demande une consultation : ce n'est pas la pensée qui prime sur la vie, mais la vie qui prime sur la pensée jusqu'à ce que celle-ci indique la voie juste. »[16]

La posture du consultant philosophe : Lou Marinoff

« *En tant que professionnel de la philosophie appliquée, j'agis dans l'intérêt de mes clients. Mon travail consiste à aider mes clients à comprendre le problème auquel ils sont confrontés et, à travers le dialogue, de clarifier et de localiser ensemble facteurs et conséquences. Je les aide aussi à trouver les meilleures solutions grâce à une approche philosophique à la fois compatible avec leurs propres croyances et en accord avec les principes de la pensée qui nous permettent de vivre une existence vertueuse et efficace.* »[17]

La méthode des cinq stades : Ran Lahav

Selon Ran Lahav, la consultation philosophique, fondée sur le dialogue informel entre le consultant philosophe et son client, comporte les étapes suivantes :

– Recueil des éléments autobiographiques : soutenu par les questions du consultant, le client décrit son problème en le situant dans l'histoire de sa vie.

- Émergence de la thématique philosophique : le consultant repère la question philosophique à laquelle renvoie le problème de son interlocuteur.
- Élaboration philosophique du thème émergé : le consultant conceptualise au fur et à mesure la situation du client, lui permettant ainsi de prendre de la distance en clarifiant et en problématisant ce qui lui arrive.
- Éclairages philosophiques : le consultant propose à son client certaines conceptions et analyses présentées par des grands philosophes pour qu'il situe son problème et son questionnement dans une perspective plus large.
- Développement d'une solution personnelle : le consultant aide son client à trouver sa propre piste d'action et, plus radicalement, à adopter une nouvelle attitude face à la vie[18].

Les conditions de la consultation : Peter Raabe

Pour avoir lieu, la consultation philosophique suppose trois conditions ou critères, qui valent autant pour le consultant que pour son client :

- *L'intention : le consultant doit aborder son client avec l'intention de l'entraîner à l'esprit critique, à la problématisation philosophique et à l'évaluation éthique des situations et à la décision stratégique – mais doit lui-même aiguiser ses aptitudes en échangeant avec son client.*

– La pensée rationnelle : le consultant amène son client à dépasser ses situations vécues par une analyse conceptuelle en lui enseignant comment observer, mémoriser, relier, expliquer, ordonner – mais il est lui-même conduit à mieux maîtriser les situations de sa propre vie grâce aux échanges avec son client.
– L'autodiagnostic : acquérant la capacité de distinguer entre explication et justification, de repérer les contradictions, de formuler clairement les questions, d'examiner les hypothèses, d'apporter des exemples, le client devient apte à se connaître lui-même et à pouvoir choisir et agir en fonction de cette connaissance – mais le consultant ne peut mener la consultation que s'il est lui-même dans un processus permanent de self-diagnose[19].

Les sources grecques de la consultation philosophique : Ioannis Dellis

La consultation philosophique actuelle trouve non seulement ses racines dans la philosophie antique, mais encore puise-t-elle dans celle-ci beaucoup d'idées lui permettant d'être efficace. La tradition écrite ancienne a cultivé un genre de discours philosophique particulier, le protreptique[20]*. Ce genre avait une finalité exclusivement incitative et se référait aux conséquences concrètes inhérentes à la fréquentation de la philosophie, tant sur le plan intellectuel que dans la manière d'affronter personnellement les problèmes de l'existence. Le discours protreptique contenait* *l'ensemble des conseils qu'un homme expérimenté et mûr donnait à un individu particulier ou à une communauté humaine déterminée*[21].

Bribes du débat théorique à partir de l'étude de Luigi Perissinotto[22]

À peine née, la consultation philosophique a suscité de multiples débats. Ceux-ci se situent sur deux registres différents. Le premier concerne la pratique même de la consultation et est mené par les consultants philosophes. Le second concerne le rapport de la consultation à « la philosophie » et renvoie surtout aux critiques que les professionnels de l'enseignement et de la recherche philosophiques adressent aux consultants.

Énoncés sous une forme interrogative, les nœuds des débats du premier registre renvoient, selon moi, aux questions suivantes :

– La consultation philosophique fait-elle ou non partie des démarches thérapeutiques ? La consultation philosophique suit-elle une procédure particulière ou se déroule-t-elle de manière informelle ? La consultation philosophique s'inspire-t-elle de quelques philosophes en particulier, de Jürgen Habermas et d'Otto Appel par exemple, ou puise-t-elle librement dans l'ensemble de la culture philosophique ? Le problème est, à mon avis, que ces questions ont été débattues avant même que les débatteurs n'aient une expérience suffisante de la pratique.

Les nœuds des discussions du deuxième registre renvoient aux questions suivantes :

– En étant une prestation payante, la consultation philosophique ne conduit-elle pas à l'érosion de l'esprit critique ? En étant au service de particuliers, la consultation philosophique ne perd-elle pas la dimension politique inhérente à toute réflexion philosophique ? En étant orientée vers des solutions pratiques, la consultation philosophique ne trahit-elle pas le rapport à la vérité constitutif de toute démarche philosophique ? En somme, c'est le sens du qualificatif « philosophique » qui est mis en cause. Le problème est que cette mise en cause est à chaque fois menée au nom d'une vision particulière de la philosophie, et est, de ce fait, elle-même critiquable.

La situation paradoxale de la consultation philosophique réside dans le fait qu'il est nécessaire d'en expliquer la spécificité et l'utilité pour pouvoir la pratiquer, et qu'il faut l'avoir longuement pratiquée pour pouvoir en faire la théorie. Contrairement à la psychanalyse qui naît simultanément comme théorie et comme pratique, la consultation philosophique est une pratique qui, dès son apparition, est en manque de théorie. Ces férus de théories que sont ceux qui ont étudié les philosophes de la tradition occidentale considèrent ce manque comme un défaut, comme un vide. Aussi s'empressent-ils de corriger et de combler. Or, on pourrait aussi considérer qu'il s'agit de la situation d'une pratique qui est libre de toute idéologie préexistante et étrangère à la volonté d'imposer une voie unique.

La situation particulière de la consultation philosophique résulte sans doute du fait que le consultant philosophe n'a pas l'envergure d'un grand philosophe. Dans le meilleur des cas, le consultant éclaire les autres grâce aux philosophes et se nourrit lui-même des questions existentielles qui lui sont posées. Si le consultant philosophe avait une vision originale du monde à présenter et à explorer, il construirait sans doute une œuvre et ne passerait pas son temps à accompagner les autres.

À mon avis, il faut de tout pour faire un monde humain. Et, contrairement au monde de la mer où les grands poissons mangent les petits, dans le monde philosophique, les petits se nourrissent des grands et, ainsi nourris, prospèrent et se multiplient…

---

1. *www.eugenie-vegleris.com*
2. *www.philosophie-management.com*
3. *http://admin.unifr.ch*

4. *www.igpp.org/cont/vorstand.asp*
5. *www.philosophischepraxis.de*
6. *www.appa.edu*
7. La plupart de ces informations ont été recueillies grâce à Stefano Maso et à Luigi Perissinotto, professeurs du département de philosophie de l'université Ca' Foscari de Venise.
8. *http://venus.unive.it/philo*
9. *www.phronesis.info*
10. *www.sicof.it*
11. *www.brenifier.com*
12. *www.philos.fr*
13. *http://ageorgandas.org*
14. *http://philo-analyse.com*
15. *www.philolab.fr*
16. « Philosophische Praxis » in *Zeinschrift für Diaktik der Philosophie*, p. 240, Heft 4, 1982.
17. *Plus de Platon, moins de Prozac !*, p. 19.
18. *Essays on Philosophical Counselling*, University Press of America, 1995.
19. *Philosophical Counselling*, p. 150-154.
20. L'adjectif grec « protreptique » signifiait l'incitation encourageante plutôt que le conseil. Cette précision est intéressante, dans la mesure où elle place la consultation du côté de l'éclairement qui porte un ou plusieurs hommes à s'améliorer en adoptant l'attitude qui convient.
21. *La consultation philosophique, la philosophie comme « thérapie »*, p. 64.
22. Ces indications ont été, en partie, récoltées dans un document rédigé par Luigi Perissinotto, *Tra esistenza, cura e verità. Alcune considerazioni sulla consulenza filosofica in Italia*, juin 2010.

Bibliographie

Karl Jaspers, ouvrages cités

Autobiographie philosophique, trad. Pierre Boudot, Aubier, 1963.

La bombe atomique et l'avenir de l'homme, trad. E. Saget, Buchet-Chastel, 1963.

La culpabilité allemande, trad. J. Hersch, Minuit, 1990.

De l'université, trad. I. Lachaussée, Situations critiques, Parangon, 2008.

Essais philosophiques, trad. L. Jospin, Petite bibliothèque Payot, Payot, 1970.

Les grands Philosophes, trad. sous la direction de J. Hersch, Plon, 1963.

Initiation à la méthode philosophique, trad. L. Jospin, Petite bibliothèque Payot, Payot, 1993.

Introduction à la philosophie, trad. J. Hersch, 10/18 n° 269, 1965.

Origine et sens de l'histoire, trad. H. Naef, Plon, 1954.

Philosophie, trad. H. Naef, Springer-Verlag, 1989.

Raison et existence. Cinq conférences, trad., Presses universitaires de Grenoble, 1987.

La situation spirituelle de notre temps, trad. J. Lardière et W. Biemel, Desclée De Brouwer, 1951.

Karl Jaspers, ouvrages consultés

Bilan et perspectives, trad. H. Naef et J. Hersch, Desclée De Brouwer, 1956.

Correspondance Hannah Arendt – Karl Jaspers, 1926-1969, Payot, 1995.

Correspondance de Martin Heidegger avec Karl Jaspers, 1920-1963, Gallimard, 1996.

De la psychothérapie, Presses universitaires de France, 1956.

Descartes et la philosophie, trad. H. Pollnow, Alcan, 1938.

La foi philosophique face à la révélation, trad. J. Hersch, Plon, 1953.

Liberté et réunification, trad. H. Naef et J. Hersch, Gallimard, 1962.

Nietzsche. Introduction à sa philosophie, trad. H. Niel, Tel, Gallimard, 1978.

Psychopathologie générale, trad. A. Kastler et J. Mendousse, Alcan, 1928.

Raison et déraison de notre temps, trad. H. Naef, Desclée De Brouwer, 1953.

Strindberg et Van Gogh. Hölderlin et Swedenborg, trad. H. Naef, Minuit, 1970.

Karl Jaspers, biographie et éloges

ARENDT H., « Karl Jaspers, citoyenneté mondiale » in *Vies politiques*, Tel, Gallimard, 1986.

GENS Jean-Claude, *Karl Jaspers*, Bayard, 2003.

Autres auteurs, ouvrages cités

ACHENBACH Gerd, *Philosophische Praxis, Verlag für Philosophie*, 1984.

ADORNO Theodor et HORKHEIMER Max, *La dialectique de la raison*, Gallimard, 1974.

ARENDT Hannah,
La condition de l'homme moderne, Agora, Pocket, 2002.
La crise de la culture, Folio Essais, Gallimard, 1989.
La philosophie de l'existence, Payot, 2000.
La vie de l'esprit, PUF, 2005.

ARISTOTE,
Éthique à Nicomaque, Vrin, 1994.
Métaphysique, Vrin, 2000.
Les parties des animaux, Les Belles Lettres, 2003.

BAUDRILLARD Jean, *L'échange symbolique et la mort*, NRF Gallimard, 1976.

BERGSON Henri, *Œuvres (Les données immédiates de la conscience, La pensée et le mouvant, L'énergie spirituelle)*, PUF, Éditions du Centenaire, 1970.

CASTORIADIS Cornelius, *Les carrefours du Labyrinthe, tome IV : Montée de l'insignifiance*, Points, Seuil, 2007.

CAZENAVE Michel *et alii*, *La synchronicité, l'âme et la science*, Espaces Libres, Albin Michel, 2000.

DEJOURS Christophe, *Travail et usure mentale*, Bayard, 1980.

DERRIDA Jacques, *Le droit à la philosophie d'un point de vue cosmopolitique*, Éditions de l'UNESCO, 1997.

DESCARTES René, *Œuvres philosophiques (Le discours de la méthode, Méditations métaphysiques, Le traité des passions)*, Classiques Garnier, 1997.

GAARDER Jostein, *Le monde de Sophie*, Points, Seuil, 2002.

HABERMAS Jürgen,
  Droit et Démocratie, NRF, Essais, 1992.
  Morale et Communication, Champs, Flammarion, 1999.
  La technique et la science comme idéologies, Tel, Gallimard, 1990.

HÉRACLITE, *Fragments*, Garnier Flammarion, 2002.

HERSCH Jeanne, *L'exigence absolue de la liberté*, Métis Presses, 2008.

HUSSERL Edmund, *La crise de l'humanité européenne et la philosophie*, Aubier Montaigne, 1987.

JEAN de la Croix (saint), *La nuit obscure*, Points, Seuil, 1984.

JONAS Hans,

Une éthique pour la nature, Desclée de Brouwer, 2000.
Le principe responsabilité, Champs Essais, Flammarion, 2008.

DE JOUVENEL Bertrand, Arcadée, *Essais sur le mieux vivre*, S.e.d.e.i.s, Paris, 1968.

JUNG Carl Gustav,

Problèmes de l'âme moderne, Buchet, Chastel, 1960.
Synchronicité et Paracelsica, Albin Michel, 1988.

KANT Emmanuel,

Critique de la faculté de juger, Vrin, 1965.
Critique de la raison pure, PUF, 1967.
Qu'est-ce que les Lumières ?, Mille et une nuits, 2006.
Vers la paix perpétuelle, Garnier Flammarion, 2006.

KIERKEGAARD Søren,

Le concept de l'angoisse (avec *Miettes philosophiques* et *Traité du désespoir*), Tel, Gallimard, 1990.
Post-scriptum aux miettes philosophiques, Tel, Gallimard, 2002.

KREMER-MARIETTI Angèle, *Jaspers*, Seghers, 1967.

LA BOÉTIE Étienne, *Discours de la servitude volontaire*, Garnier Flammarion, 1993.

LAHAV Ran, *Essays on Philosophical Counseling*, New York University Press of America, 1995.

LEBON Tim, *Wise Therapy for Counselors*, London & New York, 2001.

LE GOFF Jean-Pierre, *La barbarie douce*, La découverte, 1999.

LEVINAS Emmanuel, *Totalité et infini*, Le Livre de Poche, 1990.

MARCUSE Herbert, *L'homme unidimensionnel*, Éditions de Minuit, 1989.

MARINOFF Lou, *Plus de Platon, moins de Prozac*, Éditions Logiques, 2000.

MARX Karl,
  Le Capital, Éditions Sociales, 1973.
  Manuscrits de 1844, Éditions Sociales, 1972.

MAUSS Marcel, *Le traité du don*, PUF, 2007.

MERLEAU-PONTY Maurice,
  Éloge de la philosophie, Folio Essais, Gallimard, 1989.
  Le visible et l'invisible, Tel, Gallimard, 1979.

MONTAIGNE Michel de, *Essais* (en plusieurs tomes), Folio, Gallimard, 2001.

Bibliographie

MORIN Edgar,

Mes démons, Stock, 1998.
La méthode, Points, Seuil, 2006.
Le paradigme perdu : la nature humaine, Points, Seuil, 1979.
Pour sortir du XX{^{e}} siècle, Points, Seuil, 1984.
Le vif du sujet, Points, Seuil, 1982.

NIETZSCHE Friedrich, *Ainsi parlait Zarathoustra*, Folio Essais, Gallimard, 1985.

ONFRAY Michel, *Le crépuscule d'une idole*, Grasset, 2010.

ORWELL George, *1984*, Gallimard, 1972.

PIGEARD DE GURBERT Guillaume, *Contre la philosophie*, Actes Sud, 2010.

PLATON,

Alcibiade, Les Belles Lettres, 1996.
L'apologie de Socrate, Les Belles Lettres, 2003.
Lettre VII, Les Belles Lettres.
Phèdre, Les Belles Lettres, 1998.
Théétète, Les Belles Lettres, 1976.

POLLASTRI Neri, *La consulenza filosofica : breve storia di una disciplina atipica*, 2001.

PRECHT Richard David, *Qui suis-je et si je suis combien ?*, Belfond, 2010.

RAABE Peter B., *Philosophical Councelling, Theory and Practice*, Praeger, Westport, 2001.

REICH Wilhelm, *Écoute, petit homme*, Petite Bibliothèque Payot, Payot, 1990.

ROGERS Carl, *Le développement de la personne*, Interéditions, 2005.

SAUTET Marc, *Un café pour Socrate*, Robert Laffont, 1995.

SÉNÈQUE, *De la brièveté de la vie*, Mille et une nuits, 1998.

SPINOZA Baruch, *Œuvres* (dont *L'éthique*), Bibliothèque de la Pléiade, Gallimard, 1955.

THUILLIER Pierre, *Socrate fonctionnaire*, Éditions Complexe, 1982.

TOCQUEVILLE Alexis de, *La démocratie en Amérique*, Garnier Flammarion, 1993.

UNESCO, *www.nouvellespratiquesphilosophiques.org*

VERMEREN Patrice, *La philosophie saisie par l'UNESCO*, *www.unesco.org*, 2003.

VOELKE André-Jean, *La philosophie comme thérapie de l'âme*, Cerf, Presses Fribourg, 1993.

WATZLAWICK Paul, *Faites vous-même votre malheur*, Seuil, 1990.

WEBER Max, *L'éthique protestante et l'esprit du capitalisme*, Tel, Gallimard, 2004.

Quelques ouvrages sur la consultation philosophique

« La svolta pratica in filosofia. Vol. 2: Dalla filosofia pratica alla pratica filosofica », *Discipline filosofiche*, 2005.

ACHENBACH Gerd, *Philosophische Praxis*, Köln, 1984.

DELLIS Ioannis, *La consultation philosophique (Η φιλοσοφικη συμβουλευτικη)*, Éditions Typothito, 2005.

GALIMBERTI Umberto, *La casa di psiche. Dalla psicoanalisi alla pratica filosofica*, Milano, Feltrinelli, 2005.

JONGSMA Ida, *Philosophical Couseling in Holland: History and open Issues*, in Ran Lahav Éditions, New York University Press of America, 1995.

LAHAV Ran and DA VENZA TILLMANS Maria, *Essays on philosophical counselling*, University Press of America, 2000.

LEBON Tim, *Wise Therapy for Counselors*, London & New York, 2001.

MARINOFF Lou, *Plato, not Prozac*, New York, Harper Collins, 1999.

POLLASTRI Neri, *Consulente filosofico cercasi*, Apogheo, 2007.

ROVATTI Pierro Aldo, *La filosofia può curare ? La consulenza filosofica in questione*, Cortina, Milano, 2006.

SCHUSTER Shlomit, *Philosophy Practice, an alternative to Counseling and Psychotherapy*, Westport, Praeger, Connecticut, 1999.

VEGLERIS Eugénie, *Manager avec la philo*, Eyrolles, 2006.

WITZANY Günther, *Zur Theorie der Philosophische Praxis*, Die Blaue Eule, Essen, 1991.

Index des noms propres

A

Achenbach, Gerd 66, 229, 237, 249, 298, 306, 311, 317
Adorno, Theodor W. 249
Alquié, Ferdinand 112, 116
Appel, Otto 321
Arendt, Hannah 3, 27, 30, 36, 55, 118, 120, 226, 302, 304
Aristote 40, 93, 140, 163, 166, 183, 220, 248

B

Baudrillard, Jean 87, 142
Beauvoir, Simone de 236
Bergson, Henri 49, 61, 66, 249
Bianchi, Claude 251
Borchgrave, Rodolphe de 312
Brabandere, Luc de 312
Brenifier, Oscar 240, 250, 316
Brière, Thibaud 316

C

Camus, Albert 236
Canguilhem, Georges 9
Castoriadis, Cornelius 174
Chessé, Claire de 251
Comte-Sponville, André 229, 243, 250
Cousin, Francis 316

D

Dejours, Christophe 174
Dellis, Ioannis 320
Deprez, Stanislaz 312
Derrida, Jacques 227, 232
Descartes, René 212, 248
Diderot, René 247
Donzelot, Jacques 174

E

Elizabeth (Queen I[st]) 249
Épictète 248
Etchegoyen, Alain 229

F

Foucault, Michel 9, 148

Freud, Sigmund 7, 26, 308

G
Gaarder, Jostein 243
Galimberti, Umberto 314–315
Georgandas, Alexandre 316
Goethe, Johann Wolfgang von 257

H
Habermas, Jürgen 90, 122, 321
Halpern, Catherine 174
Heidegger, Martin 315
Hersch, Jeanne 123, 227, 232
Hobbes, Thomas 40
Horkheimer, Max 249
Husserl, Edmund 234–235, 303

J
Jaspers, Karl VI, 3, 14, 25, 28, 43, 52, 57, 173, 178, 182, 185, 232, 237, 290, 301, 303–305, 315
Jean de la Croix (saint) 301
Jonas, Hans 82, 100, 157, 220

Jouvenel, Bertrand de 164
Jung, Carl Gustav 21, 39

K
Kant, Emmanuel 118, 157, 220, 226, 301
Kierkegaard, Søren 264, 291, 301, 306
Kremer-Marietti, Angèle 300

L
Lahav, Ran 311, 318
Lebon, Tim 312
Leibniz, Gottfried Wilhelm 249
Levinas, Emmanuel 56
Lindseth, Anders 311
Locke, John 118
Lucilius 249

M
Marinoff, Lou 318
Marx, Karl 91, 168
Maso, Stefano 108, 127, 313, 324
Mauss, Marcel 231
Merleau-Ponty, Maurice 191, 235

Index des noms propres

Montaigne, Michel 6, 118
Morin, Edgar 72, 75, 106–107, 109, 164, 185, 213, 220, 231

N
Natali, Carlo 313
Nietzsche, Friedrich 43, 257, 289, 291, 305

O
Onfray, Michel 243, 251
Orwell, George 101

P
Parménide 258
Pascal, Blaise 14, 17, 20
Péguy, Charles 32
Perissinotto, Luigi 314, 321, 324
Pigeard de Gurbert, Guillaume 251
Pinto, Louis 242
Platon 118
Pollastri, Neri 250
Poma, Andrea 314
Precht, Richard David 244

R
Raabe, Peter B. 312, 319

Rawls, John 163
Redelsperge, Catherine 126
Reich, Wilhem 181
Rogers, Carl 308

S
Sala, Alberto 315
Sartre, Jean-Paul 56, 236
Sautet, Marc 240, 250, 311, 316
Schumacher, Bernard 312
Schuster, Shlomit 311
Scott Holland, chanoine Henry 32
Sénèque 22, 248
Seyller, Jean 126
Socrate 184, 246, 299, 306
Spinoza, Baruch 173
Stanghellini, Giovanni 315

T
Teilhard de Chardin, Pierre 304
Thuillier, Pierre 229
Tocqueville, Alexis de 309

V
Vermeren, Patrice 127
Voelke, André-Jean 175

W
Watzlawick, Paul 47
Weber, Max 23, 228, 234
Witzany, Günther 311

Index des notions

A
Acceptation 45
Accueil 130, 144
Action, agir 35, 60, 144, 146, 164, 166, 185, 221, 233
Affectivité 110
Âme 27
Angoisse 264
~ existentielle 17, 20, 25, 28
~ vitale 25-26, 28
Apparence 39, 55
Appropriation 187
Argent 198, 200, 224, 295

B
Bienveillance 179, 181

C
Capitalisme 91, 169
Chaleur (de la vie) 191
Choix 2, 18, 34, 37, 39, 44, 55, 60, 73, 80, 82-83, 107, 130, 142, 144-145, 159, 193-195, 206-207, 220, 256, 270, 291
Citoyenneté, citoyen(ne) 145
Clarté 94
Coach, coaching 1-2, 33, 62-63, 97, 183, 299, 307
Colère 27, 112, 116, 135
Communication, communiquer 59, 149, 181, 185, 187, 224, 257, 264, 271-272, 290, 293
Comprendre 133
Conceptualisation 12, 35, 56, 149, 159, 180, 182, 216, 255
Confiance 104, 144, 202
Connaissance 164, 183-184, 233, 235, 255, 257, 261
Conscience 60, 144, 189, 256, 261, 273, 275, 280, 285
~ empirique 267
~ existentielle 256-257, 259-260, 267, 273
Courage 76, 138, 162
Création 35, 122
Crise 36
~ existentielle 39

Culture 68, 73, 88, 118, 122, 164, 166, 186, 249

D
Démocratie 222
Désenchantement 24
Deuil 8, 28
Dialogue 120, 126, 150, 159, 162, 179, 208, 239, 244, 248, 299, 308, 315, 318
Dignité 209
Discernement 186, 245, 316
Discussion 149
Divertissement 18, 223

E
Éducation 118, 120, 123
Efficacité 1, 13, 16–17, 20, 24, 62, 81, 84, 123, 146, 177, 182, 194, 206, 213, 218
Élan vital 58
Émotion 111
Engagement, s'engager 80, 286
Entendement 261
Équité 162, 165, 167
Erreur 106, 110, 189
Espace 54, 68, 93, 147, 182, 258, 282–283, 288

Esprit 26, 60, 172, 185, 264
Éthique 90, 99, 153, 157, 171–172, 217, 219, 221, 283
Être 258
Éveil, éveiller 145, 220, 235, 255, 265, 269, 275, 280, 283, 285
Existence 185, 255–256, 259–261, 263, 265, 270, 299

F
Formation 124

G
Générosité 186
Gentillesse 19

H
Hasard 270
Humanité 283

I
Identité 88
Image 54
Incertitude 202, 204, 216
Inconscient 59
Individu 93
Initiative 138

Index des notions

Inquiétude 22–23, 25, 30, 121, 256, 261, 264, 281
Intuition 7, 58, 80, 129, 194, 205, 245, 262

J
Joie 61
Justice 165–166

L
Langage 56, 95, 257
Liberté 87, 158, 183, 186, 221, 227, 255, 261, 265–266, 274, 287, 292
Limite 10–11, 14, 53, 64, 137–138, 245, 261–263, 266–272, 277–278, 280, 283, 297
Loi 138
Lucidité 30, 47, 125, 181, 189, 274

M
Malaise 23, 26, 39, 86
Méthode 211–213, 215
Miroir 21, 30, 203, 215
Modernité 170
Moi profond 49, 58

Mort 8, 10–12, 14–15, 17–18, 24, 42–45, 87, 105, 110, 118, 121, 143, 233, 267, 269–270, 282, 299
Mot 49, 57

N
Nécessité 270, 273, 291
Neutralité 131
Norme 9, 12

O
Origine 255

P
Passion 26, 111
Peur 24, 27, 43, 46, 56, 116, 137, 170, 201
Plaisir 9, 22, 26–27, 38, 61, 77, 116–117, 169, 198, 226
Politique 146, 173, 280, 287
Posture 2, 182, 318
Pouvoir 39
Production 34
Proximité 191
Prudence 140
Psychification 26

Q
Qualité 84

Question 46, 141

R
Raison 256, 261, 273, 286
Réalisation 35
Réalité 192, 272
Réciprocité 31
Refoulé 60
Représentation 180, 184, 249
Respect 49, 156, 160, 162
Responsabilité 76, 137–138, 156, 160, 226, 271, 278, 285
~ citoyenne 150
~ éthique 82

S
Santé 172
Sécurité 85
Sentiment 111
Signe 42, 51
Sincérité 179, 181
Situation 263, 266
Situation-limite 10, 266, 269, 283

Souffrance 154, 168, 170, 270
Stress 25, 154
Supervision 148
Symbole 57, 60

T
Taoïsme 44
Technique 211
Temps 17, 193
Travail 168, 170

U
Universalité 280
Utopie 24

V
Valeur 88
Vécu 29, 45, 52, 108, 186, 260
Vérité 173, 186, 212, 257, 272, 281, 288, 292
Vertu 173, 189, 217
Violence 271
Visage 54
Vulgarisation 243, 248

Table des matières

Remerciement IV
Sommaire V
Avant-propos 1

Première partie
Consultation philosophique et mondes de la vie

I. Consultation philosophique et mondes psy 7
Récits de consultations 8
La tristesse du deuil 8
La relation renouée 12
L'éclairement de Jaspers 14
La brièveté de la vie 16
La douceur révélée 19
L'éclairement de Sénèque 22
Approches psy et philosophie 23
Le malaise dans la société technicienne 23
Des passions à l'esprit 26
Consultation philosophique et consultation psy 29

II. Consultation philosophique et mondes personnels ... 33
Fragments de consultations 34
Le sens de la production 34
Le sens de la crise 36
Les sens du pouvoir 39

>   *Le sens du signe* 42
>   *L'acuité de la question* 46
>   *La vanité de la feinte* 47
>   *Retrouver son centre de gravité ou le fuir* 49
>   *L'éclairement de Karl Jaspers* 52
> Personne et philosophie 54
>   *De l'image au visage* 54
>   *Du clos à l'ouvert* 56
>   *La communication joyeuse des inconscients* 59
>   *Coaching et consultation philosophique* 62

III. Consultation philosophique et mondes de l'entreprise 67
> Récits de consultations 68
>   *Le sens de la culture* 68
>   *Prendre au sérieux personnes et besoins* 73
>   *L'éclairement d'Edgar Morin* 75
>   *Le courage de la responsabilité* 76
>   *S'engager en engageant sa pensée* 80
>   *L'éclairement d'Hans Jonas* 82
> Fragments de consultations 84
>   *L'essence de la qualité* 84
>   *L'intérêt de la sécurité* 85
>   *Les révélations de l'identité* 88
>   *L'éclairement d'Habermas* 90
> Entreprise privée et philosophie 91
>   *Ordre capitaliste, ordre humain* 91
>   *Le point d'appui de l'approche philosophique en entreprise* 93
>   *Le langage de l'entreprise et la philosophie* 95
>   *Consulting et consultation philosophique* 97

IV. Consultation philosophique et mondes de la formation 103
Récits de consultations 104
Se faire et faire confiance 104
Faire l'expérience de ses propres possibilités 107
L'éclairement d'Edgar Morin 109
Le sens de l'affectivité 110
Conceptualiser l'expérience 114
L'éclairement de Ferdinand Alquié 116
Apprentissages et philosophie 118
Éducation et culture 118
Éducation des adultes et dialogue philosophique 120
L'UNESCO et l'éducation par la philosophie 123
Formation et consultation philosophique 124

V. Consultation philosophique et mondes associatifs ... 129
Récits de consultations 130
Le sens de l'accueil 130
Définir pour comprendre et se comprendre 133
L'éclairement de l'équipe 136
Le sens du courage 138
Pointer la question cruciale 141
L'éclairement de Jean Baudrillard 142
Démarches associatives et philosophie 144
Travail social et action citoyenne 144
Action sociale et abstraction politique 146
Supervision et consultation philosophique 148

VI. Consultation philosophique et mondes de la santé 153
Récits de consultations 154
La souffrance au travail 154

Première étape 154
Deuxième étape 156
Sortir de la rumination par la liberté 158
*L'éclairement de la charte Être ensemble
– Faire ensemble* 160
Le sens de l'équité 162
Clarifier pour agir 164
L'éclairement d'Aristote 166
Santé et philosophie 168
Souffrance et travail 168
Situations de souffrance au travail et philosophie 170
Santé et consultation philosophique 172

Deuxième partie
Enjeux et contextes d'un nouveau métier

I. Questions pratiques 179
La situation 179
Un dialogue éclairé entre adultes 179
Une communication sincère et bienveillante 181
La posture 182
Se tenir debout 182
Avoir les yeux partout 184
Communiquer sur l'existence 185
Les qualités 186
La culture et la générosité au service de la liberté 186
La fragilité des vertus qui ne s'enseignent pas 189
Le lieu et le temps 191
La nécessité d'une proximité distante 191
Les différents lieux possibles 192

Le loisir du temps choisi 193
La question de la durée 195
La rémunération 197
Le mépris philosophique du monde des affaires 197
L'évitement des questions par l'institution du salariat 199
Le rapport à l'argent 200
Faire confiance à l'incertitude 202
S'accoutumer au flux irrégulier 203
La prospection 204
Contexte et difficultés 204
Erreurs à éviter, pistes à explorer 206
Le devoir de dignité 209
La méthode 211
Méthode et technique 211
Le sens de la méthode donné par Descartes 212
Le sens de la méthode revisité par Edgar Morin 213
Les règles de la méthode intellectuelle du philosophe consultant 215
L'éthique 217
L'ethos philosophique 217
Les sens de l'éthique 219
Les principes de l'éthique de la consultation 221
Consultation philosophique et démocratie 222
L'objection de l'élitisme intellectuel 222
L'objection de la sélection par l'argent 224
Le droit à la philosophie 226

II. Repères historiques 233
Le retour de la philosophie dans le monde de la vie 233
La remise en question de la philosophie 233
Merleau-Ponty et l'éloge de la philosophie 235

L'invention du métier de consultant philosophe 237
   Gerd Achenbach et le cabinet de philosophie 237
   Cabinet de philosophie et café philo 238
Évolutions 240
   Une percée timidement progressive 240
   Les conditions actuellement favorables 241
La vague de la vulgarisation 243
   Vers un monde pour Sophie ? 243
   Actualité de la question « qu'est-ce que les Lumières ? » 244
Nouvelles pratiques philosophiques et consultation 246
   L'ouverture d'une nouvelle rubrique pour l'exercice
   de la philo 246
   L'endroit et l'envers 247

III. Le philosophe éclaireur : Karl Jaspers 253
L'éclairement de l'existence 255
   L'origine de la philosophie 255
   L'essence du langage et la philosophie 257
   Raison et existence 261
L'existence en situations 263
   La situation fondamentale de l'homme 263
   Les situations-limites 266
   Situations-limites fondamentales 269
La communication philosophique 272
   La communication existentielle rationnelle 272
   La communication des grands philosophes 274
   La communication de la philosophie 277
La mission politique de la philosophie 280
   L'universalité de la philosophie 280
   L'alternative actuelle de l'humanité et la philosophie 283
   La mission du philosophe 285

La mondialité de la philosophie 288
En cheminant avec Jaspers 290
La refondation de la philosophie 290
Les périls de toute pratique de la philosophie 294
La parole de Jaspers 296
Le sens de la référence à la philosophie de Jaspers 298

Pour ne pas conclure 307

Annexes
Petit guide pratico-théorique
Brève histoire de la consultation philosophique
dans le monde 311
État des lieux au présent 312
Une profession dispersée 312
Une situation intéressante en Europe : l'Italie 313
Rappel de quelques repères en France 316
Quelques points de vue de philosophes consultants 317
Les questions de la consultation philosophique :
Gerd Achenbach 317
La posture du consultant philosophe : Lou Marinoff 318
La méthode des cinq stades : Ran Lahav 318
Les conditions de la consultation : Peter Raabe 319
Les sources grecques de la consultation philosophique :
Ioannis Dellis 320
Bribes du débat théorique à partir de l'étude
de Luigi Perissinotto 321

Bibliographie 325
Karl Jaspers, ouvrages cités 325
Karl Jaspers, ouvrages consultés 326

Karl Jaspers, biographie et éloges 327
Autres auteurs, ouvrages cités 327
Quelques ouvrages sur la consultation philosophique 333

Index des noms propres 335
Index des notions 339

Composé par Sandrine Rénier

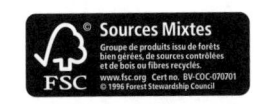

Achevé d'imprimer : EMD S.A.S.
N° d'éditeur : 4096
N° d'imprimeur : 23720
Dépôt légal : août 2010
Imprimé en France

*Cet ouvrage est imprimé - pour l'intérieur - sur papier Ambergraphic 90 g des papeteries Artic Paper,
dont les usines ont obtenu la certification environnementale ISO 14001 et opèrent conformément aux normes ECF et EMAS*